마음이 편해지는
모닝 요가 15분

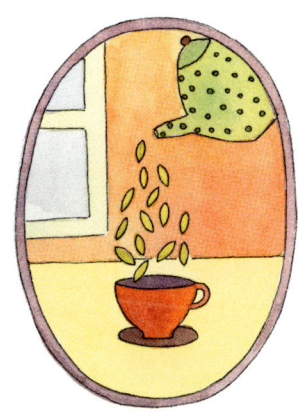

마음이 편해지는

모닝 요가 15분

제인 트렉슬 | 최정숙

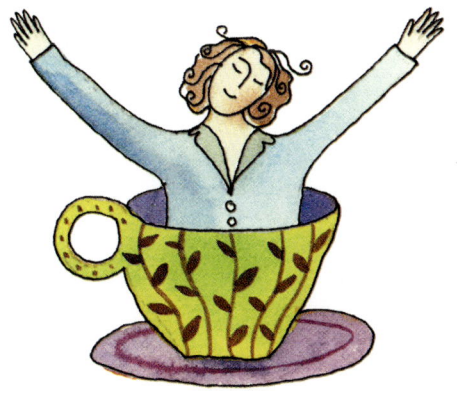

아침 15분으로 몸과 마음이 행복해지는 방법

소개하는 글

최근 몇 년 사이에 요가는 새로운 국면을 맞았다. 요가는 이제 더 이상 일부 소수 기인들만이 하는 신비한 운동이 아니다. 일반인들도 건강 증진과 스트레스 해소를 위해 요가의 효력을 적극 받아들이게 됐다. 요가는 우리가 일상생활을 영위하고 매 순간 삶의 풍요로움을 음미하는 데 도움을 주고 있다.

우리는 그동안 맑은 정신, 평정, 몸속의 활력을 느끼며 하루를 시작하는 것이 얼마나 쉬운 일인지를 잊고 지냈다. 간단한 요가로 하루를 시작하면 마음속의 많은 근심 걱정이 사라지는 것을 경험하게 될 것이다. 저자인 제인 트렉슬은 이 책에서 아주 쉽게 할 수 있으면서도 요가의 기본 요소를 모두 담고 있는 동작들을 보여주고 있다. 향기로운 아침의 차 한 잔과 요가의 어울림이 당신의 하루를 아름답게 열어줄 것이다.

나는 제인과 거의 10년을 알고 지내왔는데 하는 일마다 항상 최고 수준으로 작업할 수 있었다. 자신의 몸, 호흡, 가슴에 귀를 기울이며 제인의 지시를 따라보라. 맑은 정신으로 잠자리에서 일어나기가 훨씬 쉬워질 것이다.

나마스테(Namaste 내 안의 신神이 당신 안의 신神께 경배합니다)

로드니 이

Contents

수행의 길

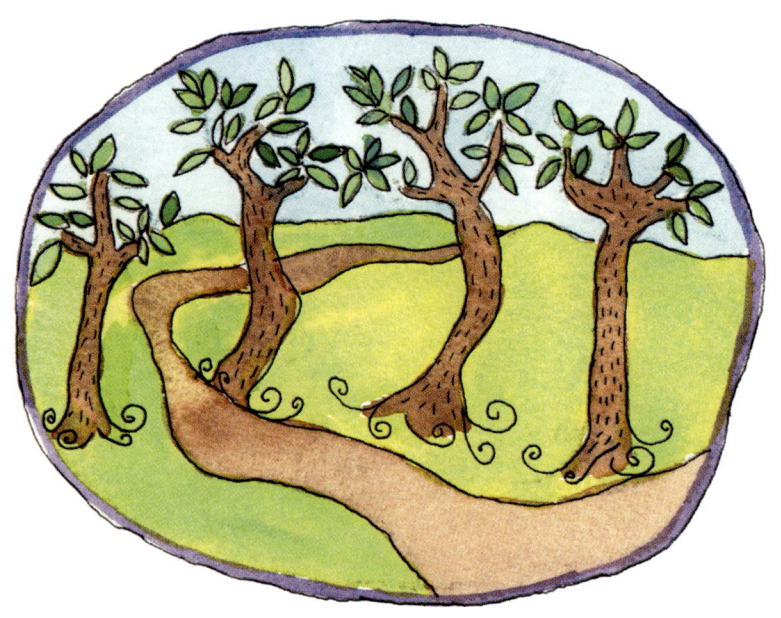

　30년 전 내가 아직 30대일 무렵 처음으로 요가를 알게 되고부터 요가는 늘 나의 동반자이자 스승이었다. 요가의 부드러운 변화의 힘은 나의 신체뿐 아니라 여러 가지 다른 면까지 달라지게 만들었다. 세월이 흐르고 나의 요가 경력이 깊어짐에 따라 나는 규칙적인 명상을 시작하게 되었고 식습관을 바꿨으며 전반적으로 더 안정되고 차분해졌으며 덜 비판적이고 사소한 사건들에 의해 덜 흔들리게 됐다. 어떤 변화들은 애써 노력해서 이룬 것이다(담배를 끊기가 얼마나 힘드는지 여러분은 알 것이다). 그러나 의지력을 발휘해 억지로 변화한 것이 아니라 자연스럽게 일어난 변화들도 있었다. 한

가지 예를 들자면 고기를 먹고 싶은 욕구가 사라진 것이다. 또 커피 경우에도 내가 커피를 일부러 포기한 것이 아니라 오히려 커피가 나를 버렸다. 이제 잠자리에서 일어났을 때 가장 먼저 생각나는 것이 모닝 요가가 되었다.

이제부터 이 작은 책이 어떻게 태어나게 되었는지 이야기하겠다. 몇 해 전, 아침에 하는 일련의 요가 동작들을 요약 정리해 메모장을 만들어본 적이 있었다. 아마 '주방에서 하는 요가' 라는 제목이었던 것 같다. 그러나 그 메모장들은 곧 어딘가에 파묻혀 잊혀졌고 그것들을 다시 찾아냈을 때는 이미 내 인생에서 엄청난 변화들을 겪은 후였다. 1999년, 나는 남편과 사별한 상태였고 자식들도 이미 자기 자식들을 키우는 부모들로 성장해 있었다. 나는 스스로에게 물어봤다. "자, 이제 내가 하고 싶은 일이 무엇인가?" 나의 목표가 더 뚜렷하게 드러나도록 나는 자신에게 더 어려운 질문을 던졌다. '내가 앞으로 1년 밖에 더 살 수 없다면 앞으로 무엇을 할 것인가?'

그런데 운 좋게도 요가 스승인 로드니 이가 2000년 1월부터 캘리포니아 주 오클랜드에 있는 자신의 요가 스튜디오에서 고급반 프로그램을 시작한다는 것을 알게 되었다. 18개월 동안의 강도 높은 집중 수련 코스로, 미국 전역에서 벌이는 가장 포괄적인 지도자 양성 프로그램 중 하나였다.

로드니는 거의 10여 년 동안 내 요가 스승이었다. 나는 로드니 선생을 신뢰했고 그가 진행하는 프로그램이라면 최고의 수준일 것임을 알고 있었다. 나는 로드니 선생에게 참여하고 싶다는 뜻을 밝혔고 그는 기꺼이 환영해 주었다(로드니 선생이 나에게 각별한 친절을 베푼 것이라고 생각하고 있다. 당시 내 나이는 그 프로그램에 등록한 대부분 수행자들의 두 배나 되었기 때문이다). 내가 "나는 이제 열정적으로 가르칠 나이는 지났어요. 내가 이 프로그램에 참여하는 것은 사실 나 자신이 즐기기 위해서 입니다"라고 말하자 로드니는 웃으며 이렇게 말했다. "나는 오히려 다른 사람들도 모두 다 본인이 즐기기 위해 왔으면 하는데요. 꼭 오세요!"

그렇게 프로그램에 참여하게 되었다. 나는 지난 38년간 점점 늘어나 쌓인 집안의 물건들을 대충 정리해 집을 세놓은 다음 버클리의 대학가에 있는 작은 아파트를 구해

활기와 매력이 넘치는 새 생활을 시작했다. 보람 있고 즐거운 경험이었다.

물론 같은 클래스의 젊은 학생들은 쉽게 할 수 있는데 나는 도저히 따라 할 수 없는 동작들도 있었다. 그러나 나는 어떤 동작이던지 도저히 못하겠다고 간단히 포기해 버리지 않는 방법을 배웠다. 사실은 어떤 동작이건 완벽에 도달한다는 것은 있을 수 없다. 단지 그날 자신이 느끼는 제약에 대해 깨닫고, 그 이유는 무엇일까 하는 호기심을 갖고, 그 사실을 인정하며 그 동작에 접근하려고 노력할 뿐이다. 바로 이런 태도가 요가와 다른 스포츠와의 차이점이다. 요가는 신체와 정신을 오묘하게 일치시켜 줌으로써 우리의 정신이 몸에 대해 새로운 접근법을 갖도록 해준다.

이는 큰 교훈이었다. 마음속에서 '나는 이건 도저히 못 해!' 라는 부정적인 목소리가 나올 때마다 또 다른 현명한 목소리가 이렇게 말해주었다. '이건 좀 어려워 보이는군. 그 중 내가 할 수 있는 부분은 어떤 것일까?' 이는 전과는 완전히 달라진 태도로 내가 무엇이든 거리낌 없이 시도해볼 수 있는 자유를 줬다. 아마 이 책을 쓸 마음을 가질 수 있었던 것도 그 덕분일 것이다.

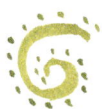

요가를 사랑하는 사람들은 그 경험을 다른 사람들과 나누고 싶어 한다. 나는 요가를 배우는 학생들이 부모, 이웃, 친척, 친구 등 자신들이 사랑하는 사람들을 당사자들은 별로 내켜 하지 않는데도 요가 클래스에 끌고 오는 것을 봤다. 나이가 많거나 몸이 아주 굳어버렸거나 아니면 그 외의 다른 신체적 제약을 갖고 있는 사람들은 요가를 처음 접해보고 좌절하는 경우가 많다. 그래서 실망하여 그만두고 다시는 시도해볼 생각조차 하지 않는 경우들도 있다. 이는 매우 불행한 일이다. 그런 사람들이야말로 정말 요가가 필요하고 많은 도움이 될 수 있기 때문이다. 간단한 스트레칭과 요가 동작으로 이루어진 꾸준한 모닝 요가가 이미 요가를 시도했다가 실패했거나 아니면 처음 시작하는 사람들에게 쉽게 요가에 입문할 수 있는 길을 열어줄 것이다.

이 프로그램은 또 전문적인 요가 수행자들에게도 좋다. 여기 나오는 요가 동작들은 우리 몸의 주요 근육 대부분을 사용하고 있으므로 몸의 불균형을 방지하는 데 도움이 될 수 있기 때문이다.

요가 클래스에 가본 적이 있는 사람들은 요가 동작이 엄청나게 많다는 것을 알고 있을 것이다. 워낙 동작들이 많다 보니 사람들은 자기가 좋아하는 동작만 하고 자기가 싫어하거나 잘 할 수 없는 동작들은 피하게 되는 수가 있는데, 그럴 경우 결과적으로 균형이 깨진 요가 운동을 하게 될 가능성이 매우 높다. 내 경우를 이야기하자면 나는 굽히는 동작을 좋아해 그 동작을 많이 했고 그 부분의 유연성도 아주 좋아졌지만, 몸의 힘을 길러주는 동작에는 별로 마음이 끌리지 않았다. 나는 지금 고관절 부분에 관절염 증세가 약간 있다. 나이 탓도 어느 정도 있겠지만 지난 수십 년 동안 좀더 균형 잡힌 요가를 고수했더라면 상당 부분 예방할 수 있지 않았을까 하는 생각이 든다.

모닝 요가를 책으로 내기로 결심했을 때 나는 신체의 모든 부분에 다 도움이 되면서도 바닥에 앉거나 누울 필요도 없고 특별한 복장이나 도구를 요하지 않는 매일 할 수 있는 프로그램을 짜고 싶었다. 아주 간단하고 쉬워서 모닝 커피나 차를 마시는 것과 마찬가지로 아침 일과로 삼을 수 있는 것을 원했다.

모닝 요가가 여러분의 즐거운 일과로 자리 잡고 또 곧 그 효과를 느끼게 되기 바란다. 몸과 마음에서 긍정적 변화를 느끼기 시작하면 요가의 가능성에 대해 점점 더 많이 알고 싶어질 것이다. 매일 매일 모닝 요가를 끝낸 다음에는 아침 식사를 하며 이 책의 두 번째 장을 읽어보라. 요가와 다른 스포츠와의 차이점, 자세의 중요성, 요가의 정신 수련, 명상을 시작하는 방법 등 요가의 근본 구조를 보게 될 것이다.

자, 그러면 '상쾌한 아침입니다!' 스트레칭 준비를 하고 모닝 요가를 즐겨보자!

나마스테
제인 트렉슬
캘리포니아 버클리에서 2002년 봄

시작하기

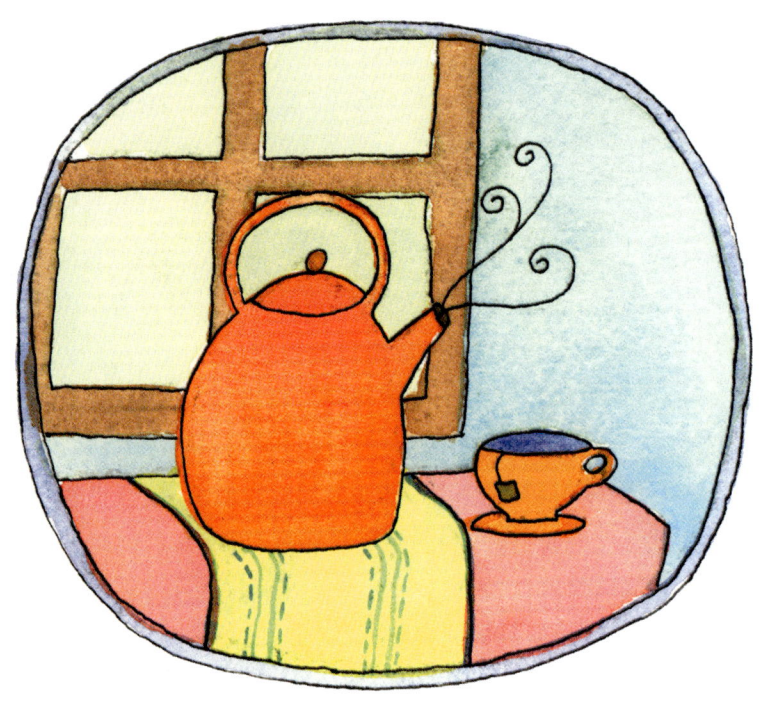

　　이 간편한 모닝 요가를 하루 일과 중 한 부분으로 삼아 산뜻한 하루를 시작해 보라. 아직 잠에 취해 있는 아침 시간에도 놀라울 정도로 상쾌해질 것이다.

　　처음 시작할 때는 약간 시간이 더 걸릴 수도 있겠지만 일단 동작을 다 익히고 나면 약 15분 안에 모든 동작을 끝낼 수 있을 것이다. 하루 일과가 시작되기 전인 귀중한 아침 시간에, 커피 물을 끓이거나 아침 식사 준비를 하며 모닝 요가를 해보라. 모닝 요가는 특히 싱크대, 카운터, 식탁 의자 등을 자연스럽게 활용함으로써 부엌에서 즐기기 좋게 구성하였다. 모든 동작들이 서거나 의자에 앉은 상태에서 할 수 있으며 옷은 편하기만 하면 되므로 파자마라도 상관없다.

모닝 요가는 모든 연령대의 사람들이 골고루 할 수 있도록 구성하였다. 열성적인 피트니스 광들에게도 이 모닝 요가는 좋은 보조 운동이 될 수 있다. 이미 체력과 어느 정도 유연성을 잃은 사람들은 이를 크게 회복시켜주는 요가의 놀라운 효력에 기뻐할 것이다. 우리의 몸은 살아있는 유기체로 끊임없이 변화하며 적응하고 있으며 완전히 굳어 변할 수 없는 부분이란 없다. 단, 병이 있는 사람들은 모닝 요가를 시작하기 전에 의사와 상담하기 바란다. 요가를 시작할 때 절대 무리해서는 안 된다. 어지럽거나 멍한 기분이 들면 잠시 앉아 휴식을 취하도록 한다.

모닝 요가 프로그램은 서로 다른 여러 종류의 전통 요가로부터 뽑은 동작들로 짰다. 이 부드럽고 균형 잡힌 요가 매일 운동을 하면 몸을 움직일 수 있는 범위, 유연성, 탄력성, 체력이 증진되고 혈액순환과 소화 기능도 향상될 것이다. 아마 신체 동작과 두뇌 기능과의 상관관계 때문이겠지만 요가는 신기하게도 신체 뿐 아니라 정서적, 정신적으로도 도움이 되는 것으로 알려져 있다.

일단 모닝 요가 동작을 다 익힌 다음에는 책 맨 뒤에 들어있는 동작 전체를 한눈에 볼 수 있도록 만들어진 「전신 요가 15분 프로그램」를 이용하여라. 이 프로그램을 잘라 냉장고나 메모판 등에 붙여놓고 보면 편리할 것이다. 또 오래 봐도 닳지 않게 하기 위해 비닐 코팅을 하는 것도 괜찮은 생각일 듯 하다. 단, 프로그램을 보며 동작 하더라도 기억을 새롭게 하고 원래 동작에서 얼마나 벗어났는지 확인하기 위해 주기적으로 책을 다시 펴보라. 그러면 쉽게 동작을 재조정하고 균형을 유지할 수 있을 것이다.

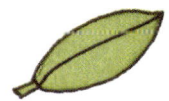

호흡에 대하여

　　요가 동작을 할 때 가장 필수적인 것은 자신의 호흡을 느끼는 것이다. 정확한 호흡법은 요가의 큰 이점 중 하나이다. 요즘 우리는 좌식 문화 때문에 얕은 호흡을 하기 쉽다. 하루 중 책상이나 컴퓨터 앞에 앉아 보내는 시간, 또 운전대 앞에 앉아 있거나 TV를 보는 시간들이 얼마나 많은지 생각해보라. 등을 구부리고 쭈그린 자세로 앉게 되면 가슴이 짓눌려 좋은 호흡법을 통해 폐에 신선한 공기를 가득 채우는 것이 거의 불가능해진다. 요가는 호흡이 우리 몸에 활력소를 가져오는 주요 통로라는 점을 인식하고 있다. 충분한 공기를 들여 마시지 않으면 원기가 줄고 건강이 나빠지며 정신도 흐려지게 된다. 마치 저질 휘발유를 넣은 자동차를 모는 것과 같은 모습이다.

　　『피터팬』에 나오는 팅커벨이 생명력을 되찾고 환한 빛을 내기 위해서는 아이들의 믿음을 공급 받아야 했던 것을 기억해보라. 우리도 마찬가지로 신선한 공기의 공급이 필요하다. 깊이 숨쉬는 법을 배우게 되면 아주 대단한 치유 효과를 낸다. 이제 여러분은 모닝 요가를 통해 지속적으로 깊은 호흡을 하도록 이끌림을 받게 될 텐데 이것을 통해 다른 일상생활 속에서도 자신의 호흡에 신경 쓰는 습관이 배이게 되길 바란다.

　　요가 호흡법에는 여러 종류가 있지만 앞으로 모닝 요가에서는 아래의 세 가지 방법만 사용하기로 한다.

　　우자이(Ujjayi) 호흡법 : 우자이 호흡법을 배우기 위해서는 입을 벌리고 숨을 천천히 들이 마시고 내뱉으며 '아' 하고 속삭여보라. 성대가 약간 조여 드는 느낌이 들 것이다. 이번에는 입을 다물고 코를 통해 숨을 쉬는데 숨을 들이쉬고 내쉴 때 같은 소리를 내도록 한다. 숨소리를 귀로 들으면 자기가 하는 호흡을 더 정확하게 관찰할 수가 있으니 '느리고, 고르고, 깊게' 숨 쉬도록 한다. 이 우자이 호흡법은 기관지 계통을 강화시키는 또 다른 효과를 갖고 있다.

　　2중 호흡법 : 숨을 2단계로 나누어 들이마시는 것으로 첫 단계는 짧게, 두 번째 단계는 더 길고 깊게 들이마신다. 내쉴 때도 입을 통해 두 번에 걸쳐 내뱉는데 '하~하아아아아아아' 하는 식으로 약간 크게 속삭이는 소리를 낸다. 이 2중 호흡법은 폐부 깊숙이까지 숨이 닿도록 하는 것으로 특히 모닝 요가 중 역동적이고 활발한 동작에 잘 어울린다.

 침묵 호흡법 : 깊고, 천천히, 고르면서도 아주 조용히 숨을 쉬도록 한다.

모닝 요가에서는 프로그램의 각 동작마다 이 세 가지 중 사용해야 하는 호흡법을 표시해 놓았다. 세 가지 호흡법 모두 폐 기능을 강화시키고 신체 각 부분 세포에 산소를 공급하여 우리의 생명의 빛이 더 환하게 빛나도록 해줄 것이다.

주 의 사 항

몇 가지 동작들에 대해서는 〈주의사항〉을 덧붙였다. 거기에 나와 있는 설명이 의식을 넓히고 더 신비한 차원의 요가 체험으로 이끌어 줌으로써 자신의 몸과 더 친밀한 관계를 갖도록 해줄 수 있다. 또한 모닝 요가가 좀더 익숙해지면 이 주의사항들이 더 유용해질 것이다.

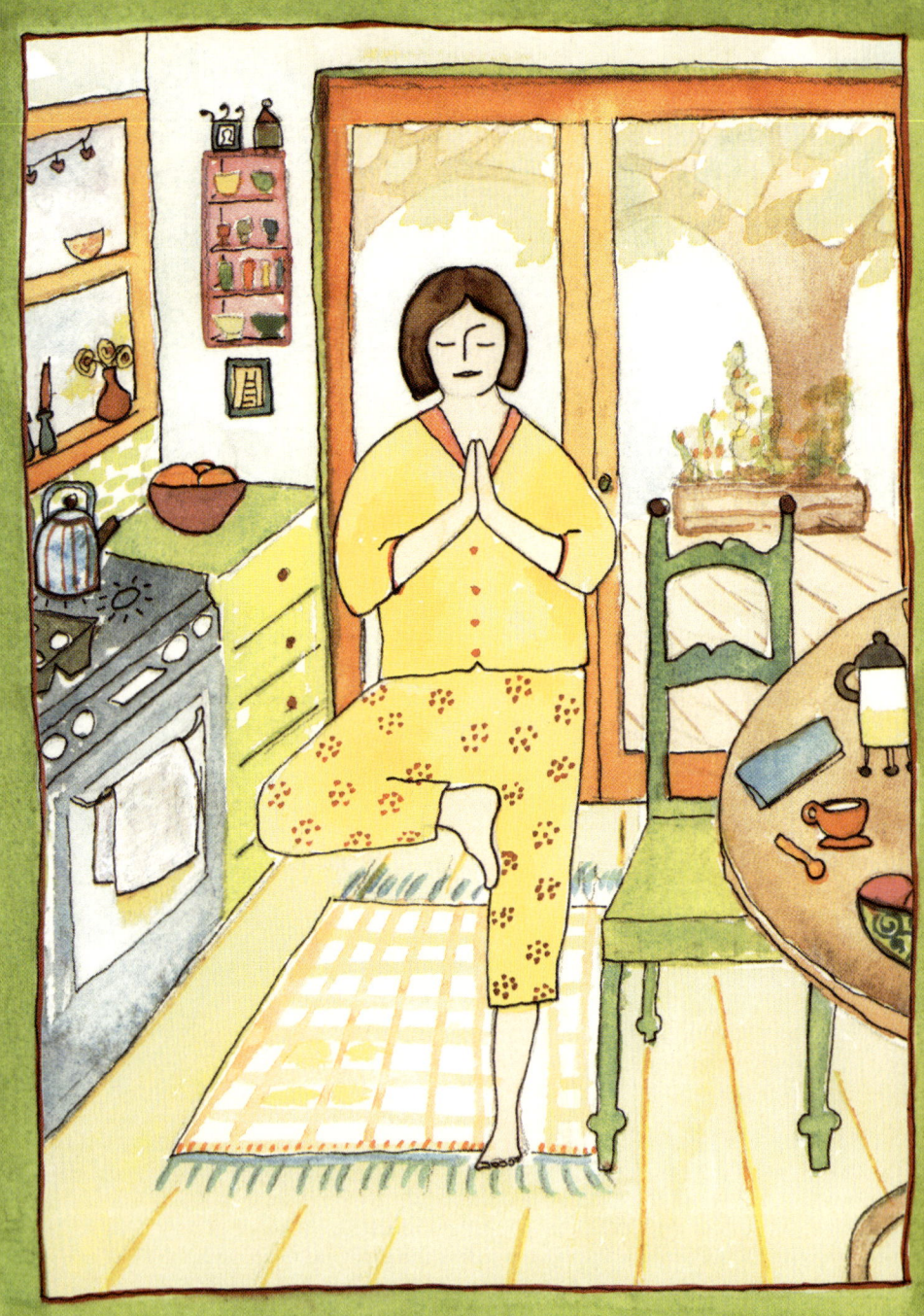

매일매일 모닝 요가

　　모닝 요가는 전체 프로그램을 15분 정도에 끝낼 수 있도록 짜여 있다. 그러나 시간 여유가 있는 날에는 각 동작들을 더 오래 유지하던지, 더 여러 번 반복하던지, 아니면 더 할 수 있는 선택 동작을 골라서 추가 할 수 있다. 모닝 요가는 준비 운동, 신체 각 부분의 스트레칭 등 전체적인 균형을 고려하여 순서가 짜여서 있으므로 어떤 부분이든 임의로 건너뛰는 일은 피해야 한다.

　　모닝 요가든 아니면 다른 어떤 엑서사이즈 프로그램이든 시작하기 전에 전문가와 상담하도록 한다. 어떤 동작이든 임의로 건너뛰는 일은 없어야겠지만, 만일 어떤 동작이 도저히 힘들고 무리라고 느껴지면 지나치고 다음 동작으로 넘어가도록 하라.

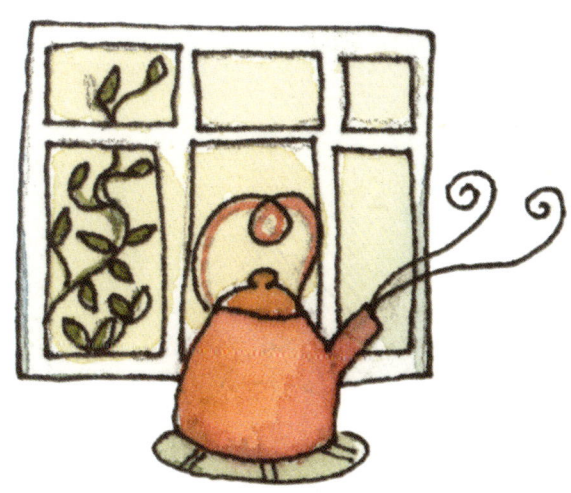

준비운동 1

1 두 발을 편안하게 벌린 자세로 선다.

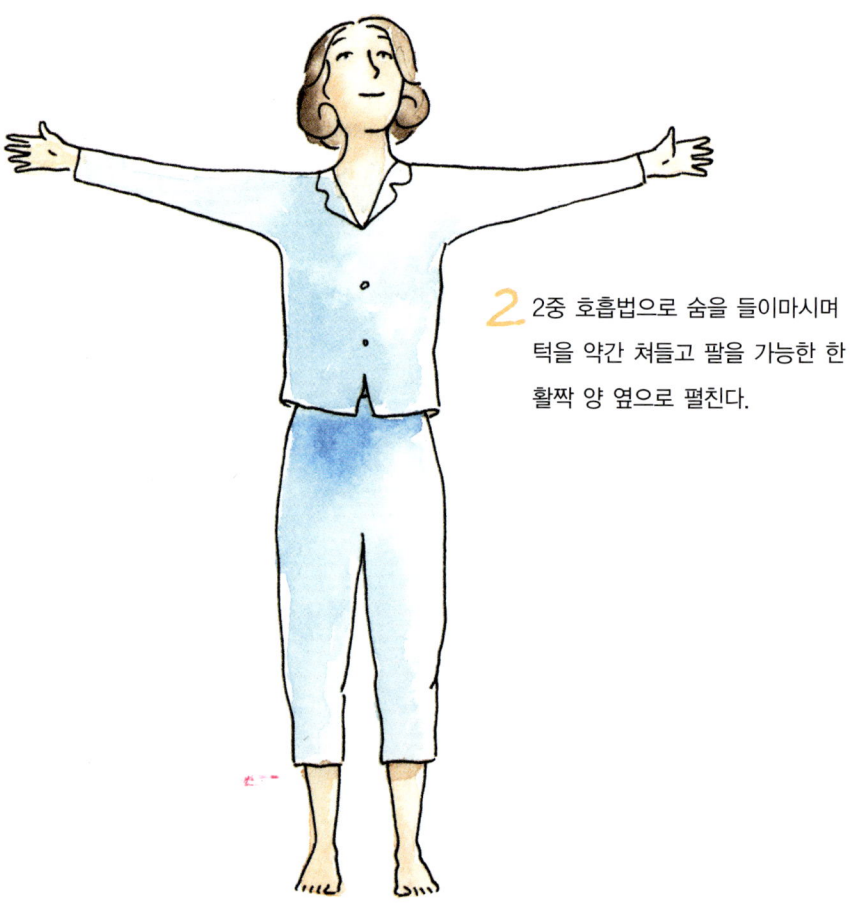

2 2중 호흡법으로 숨을 들이마시며 턱을 약간 쳐들고 팔을 가능한 한 활짝 양 옆으로 펼친다.

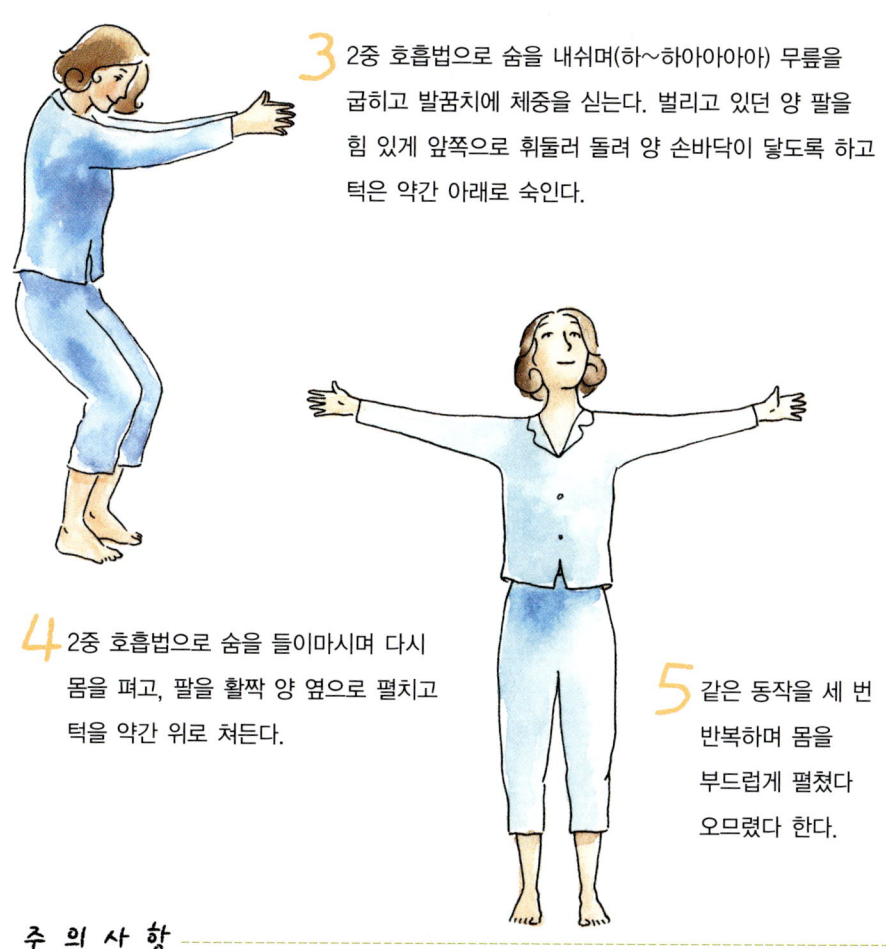

3 2중 호흡법으로 숨을 내쉬며(하~하아아아아) 무릎을 굽히고 발꿈치에 체중을 싣는다. 벌리고 있던 양 팔을 힘 있게 앞쪽으로 휘둘러 돌려 양 손바닥이 닿도록 하고 턱은 약간 아래로 숙인다.

4 2중 호흡법으로 숨을 들이마시며 다시 몸을 펴고, 팔을 활짝 양 옆으로 펼치고 턱을 약간 위로 쳐든다.

5 같은 동작을 세 번 반복하며 몸을 부드럽게 펼쳤다 오므렸다 한다.

주 의 사 항

이 동작은 좀더 깊은 스트레칭을 위해 가끔 더 천천히 할 수도 있지만 준비운동으로 할 때는 빨리 하도록 한다. 팔을 활짝 벌릴 때 팔목, 아래 위 팔뚝, 어깨 앞쪽까지 당기는 기분을 느끼게 된다. 가슴이 열리며 상쾌해지는 기분을 음미하라. 팔을 휘둘러 앞으로 모을 때에는 어깨와 등 윗부분에 기분 좋은 스트레칭이 느껴질 것이다. 혹시 턱이나 눈 부분이 긴장되어 있지 않은지 확인하라.

준비운동 2

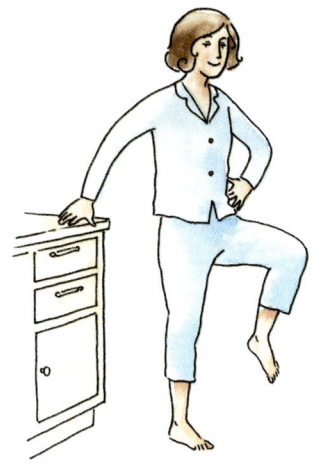

1 균형을 잡고 서기 위해 손을 얹을 수 있는 곳이 필요하니 싱크대 가까이에 선다.

2 2중 호흡으로 숨을 들이마시며 한쪽 무릎을 올려 다리가 직각으로 굽도록 한다.

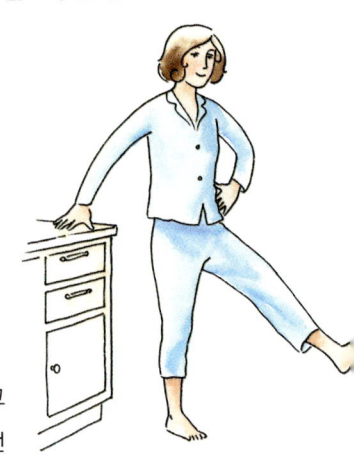

3 2중 호흡으로 숨을 내쉬며 발의 힘을 빼고 발이 바닥에 닿을 듯 말 듯 정도까지 무릎을 편 다음, 일자로 뻗은 다리를 위로 들어올린다. 이때 발은 발목과 수직이 되도록 위를 향해 구부린다. 다시 다리의 힘을 빼고 내린다. 같은 동작을 세 번 반복하고 그 다음에는 발목을 오른쪽으로 세 번, 왼쪽으로 세 번 돌린다. 반대편 다리로 같은 순서의 동작을 반복한다.

N o t e

이 동작들은 1920년에 최초로 미국에 요가를 보급하고 자아실현동지회(Self Realization Fellowship)를 설립한 인도의 신비주의자인 파라마한사 요가난다 (Paramahansa Yoganand)가 가르친 것으로, '요가난다 활력 강화운동'의 시작 동작 이다.

사다리 오르기

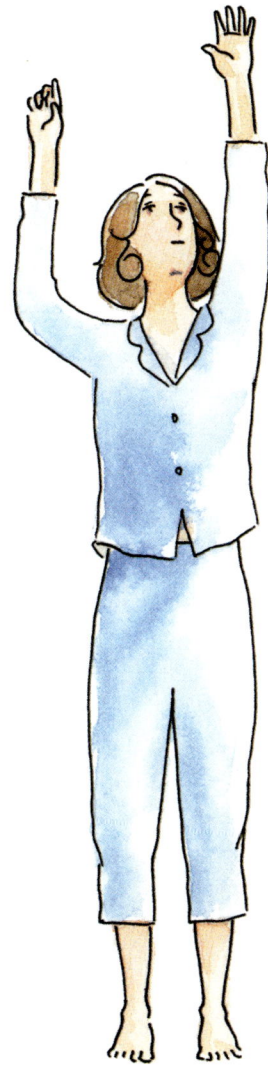

팔을 머리 위로 높이 쳐들고 위를
올려다보며 앞에 사다리가 놓여 있다고
상상하라. 양 손으로 번갈아 더 높은
곳을 짚으며 올라가는 동작을 한다. 이는
다음에 나오는 스트레칭을 위한 준비
운동이다.

손을 바꿔 짚는 동작을 7~10회 한다.

가슴 펴기

1 숨을 들이마실 때 팔을 위로 쭉
뻗고 양 손바닥을 마주 대며
머리는 위를 올려다본다.

2 숨을 내쉴 때 손을 내려 앞으로
모으며 양 손을 앞쪽으로 폈다가
팔꿈치를 양 옆으로 끌어당겨
기도하는 듯한 자세를 취한다.

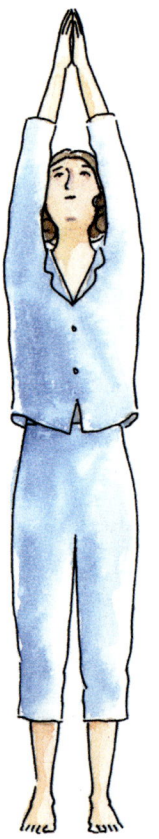

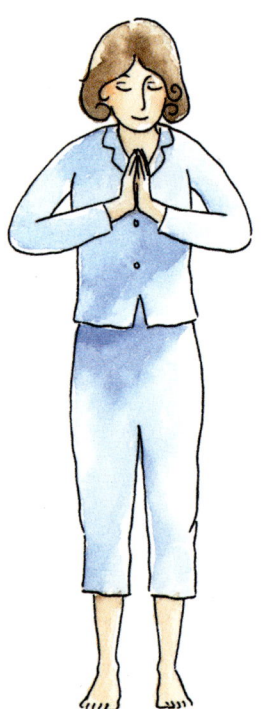

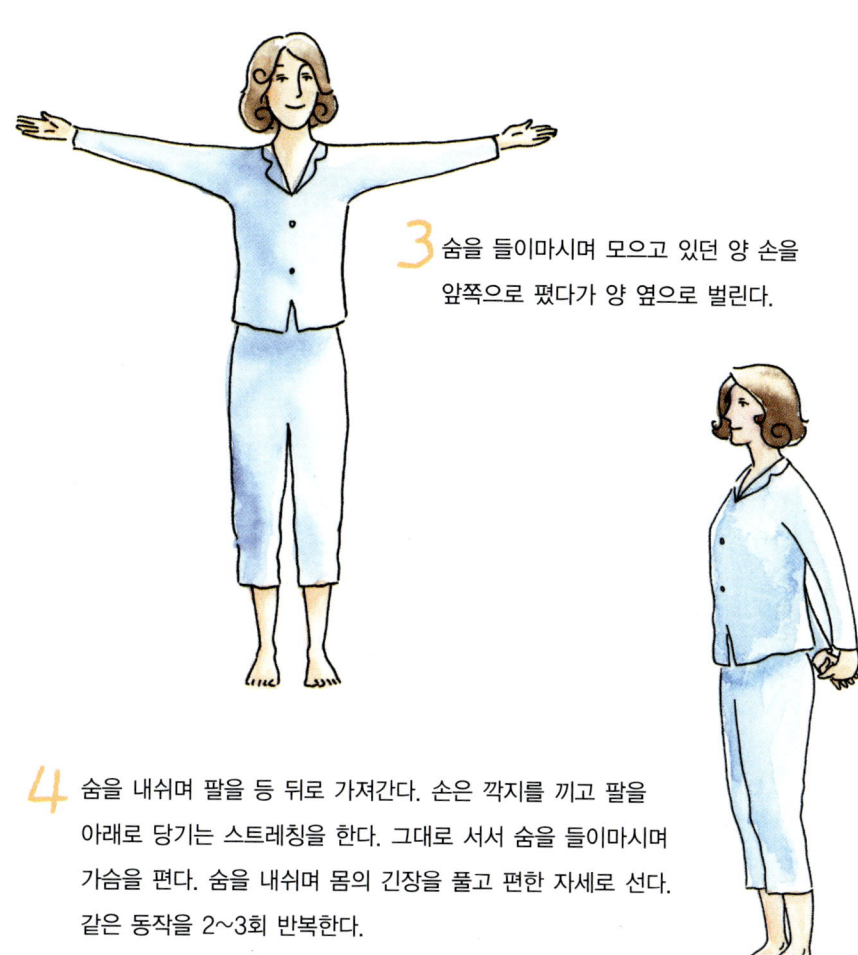

3 숨을 들이마시며 모으고 있던 양 손을 앞쪽으로 폈다가 양 옆으로 벌린다.

4 숨을 내쉬며 팔을 등 뒤로 가져간다. 손은 깍지를 끼고 팔을 아래로 당기는 스트레칭을 한다. 그대로 서서 숨을 들이마시며 가슴을 편다. 숨을 내쉬며 몸의 긴장을 풀고 편한 자세로 선다. 같은 동작을 2~3회 반복한다.

N o t e

자, 지금쯤이면 잠이 깼을 것이다. 에너지의 흐름이 느껴질 수도 있다. 마당이든 베란다든 가능하면 옥외로 나가 이 동작들을 해보도록 하라.

옆구리 스트레칭

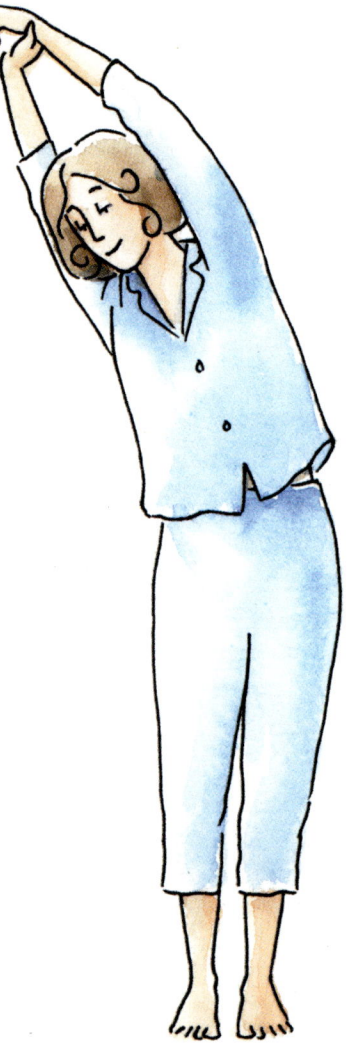

1 숨을 깊게 들이마시며 양 팔을 옆으로
들어 머리 위로 올린다. 오른손으로 왼손
팔목을 잡는다.

2 숨을 내쉬며 오른쪽으로 몸을 구부린다. 이
때 오른손으로 왼손 팔목을 부드럽게
잡아당겨 몸 왼편을 당겨 늘인다. 목에
힘이 들어가지 않도록 시선은 아래를
향해야 한다. 스트레칭 한 상태에서 그대로
2~3회 우자이 호흡을 한다. 억지로
무리하지 말고 자신의 한계에 약간 못
미치는 정도로만 스트레칭을 하라.

3 숨을 내쉬며 몸을 다시 똑바로 편다.
방향을 바꾸어 같은 동작을 반복한다.

옆구리 스트레칭 선택 동작

좀더 강도 높은 스트레칭을 원하면
싱크대나 비슷한 높이의 가구에서 한 발짝
정도로 약간 옆으로 떨어져 서서 카운터를
손으로 짚고 선다. 시작할 때는 카운터를
짚고 있는 팔은 똑바로 펴고 반대쪽 팔은
머리 위로 올린 다음, 안쪽으로 기울여
몸이 굽어지게 한다. 갈비뼈, 피부, 그리고
동작을 정확하게만 한다면 복부 깊은
곳까지 시원하게 당겨지는 기분을 느낄 수
있을 것이다. 카운터에 짚고 있는 팔을
약간 구부리면 더 강도높은 스트레칭을 할
수가 있다. 이때 양 발바닥은 바닥에 꼭
붙이고 있어야 한다. 방향을 바꾸어 동작을
반복한다.

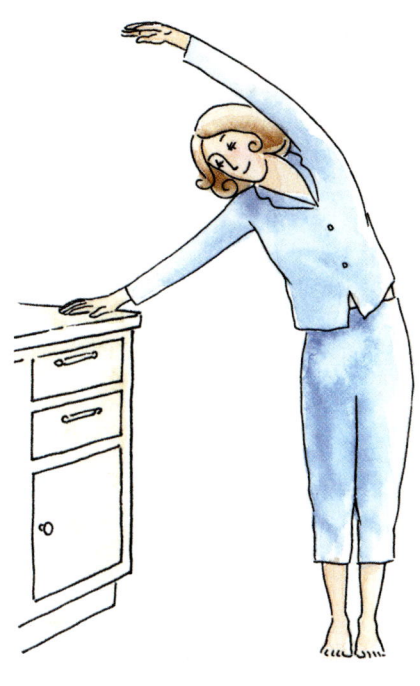

주 의 사 항

　　이는 반달 자세를 약간 변형한 것이다. 숨을 들이마실 때 갈비뼈와 등 부분
이 당기면서 늘이는 기분을 느껴보라. 어깨 맨 윗부분이 앞으로 기울어지는 것
같으면 조심스럽게 뒤로 잡아당겨 자기의 앞뒤에 놓여있는 유리 두 장 사이에서
옆구리 굽히는 운동을 한다고 생각하라. 양쪽 옆구리 중 어느 한쪽이 좀더 유연
할 수도 있다.

호흡법: 우자이 호흡법

나무 자세 1

1 싱크대를 짚고, 싱크대를 짚은 손과 같은 방향의 한쪽 발바닥을 반대편 허벅지 안쪽에 댄다. 만약 발을 허벅지까지 올리기가 너무 힘들면 반대편 다리 발목이나 종아리 부분에 대도록 한다. 올린 발은 발가락 쪽이 바닥을 향하도록 한다. 이때 나머지 한 손은 그림과 같이 기도하는 자세를 취한다.

2 그 자세에서 3~5회 우자이 호흡법을 한 다음 다리를 바꿔 같은 동작을 반복한다.

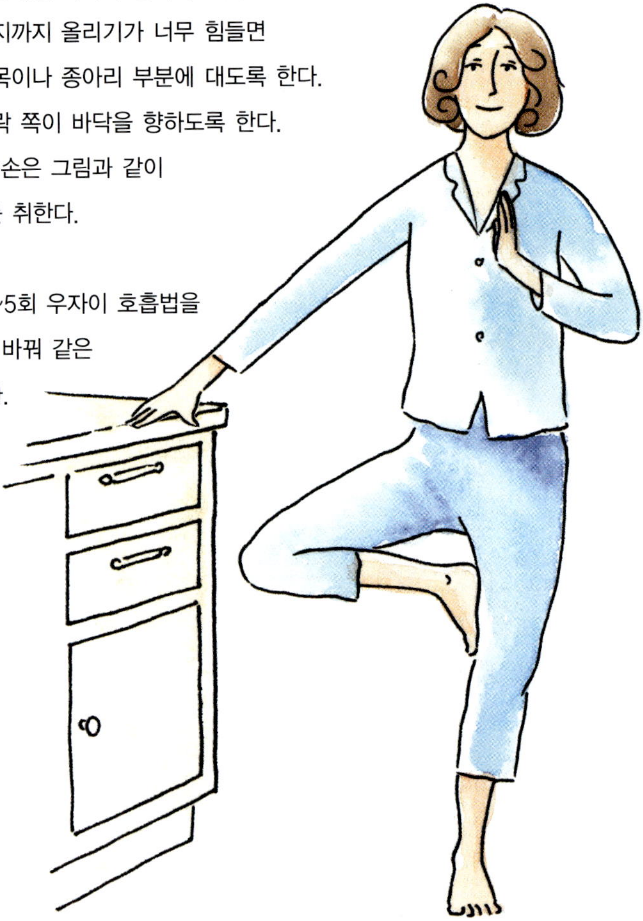

만일 싱크대 카운터를 잡지 않고도 균형을 잡고 서 있을 수 있다면 기도하는 자세로 양 손바닥을 앞으로 모으고 두 엄지손가락은 가슴 한 가운데에 닿도록 한다. 자세에 좀더 안정감을 주기 위해 양 손바닥을 꽉 붙인다. 서 있는 다리가 몸의 중심점에 놓여지도록 한 다음 나무처럼 점점 위로 자라나는 기분이 들게 하라. 팔을 머리 위로 올리고 손바닥이 마주 보거나 닿도록 한다. 꼬리뼈를 약간 아래로 기울여 하복부 근육이 팽팽해지게 하라.

몸의 중심점을 찾고 시선을 안정시킬 수 있으면 균형을 잡고 서 있기가 훨씬 쉽다. 동작 내내 지속적으로 깊고 고른 호흡을 해야 한다. 우자이 호흡을 하며 소리에 귀를 기울이게 되면 숨을 고르는 데 한결 도움을 받을 수 있을 것이다.

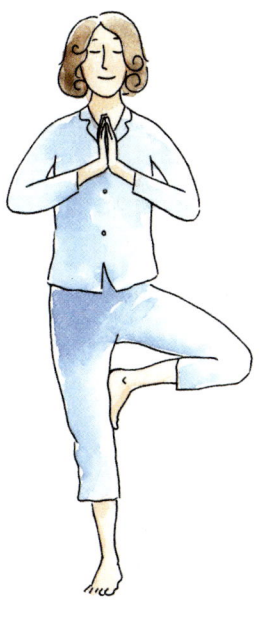

나무 자세 2

이 나무 자세 2가 나무 자세 1보다는 좀더 어려운 것으로
누구에게나 적합한 것은 아니다. 만일 이 자세를 취할 수 있다면
나무 자세 1과 번갈아가며 하도록 하라.

1 한쪽 발을 손으로 잡아 발바닥을 위로 향한 채 다른 쪽
   허벅지 앞쪽에 붙이는데, 가능한 한 사타구니에
   근접하도록 한다.
   굽힌 무릎은 아래쪽을 향하도록 한다.
   발만 혼자 그대로 붙이고 있을 수 없으면
   계속 손으로 잡고 있도록 한다.

2 그 상태에서 3~5회
   우자이 호흡을 한다.

3 반대편 다리도 같은
   동작을 반복한다.

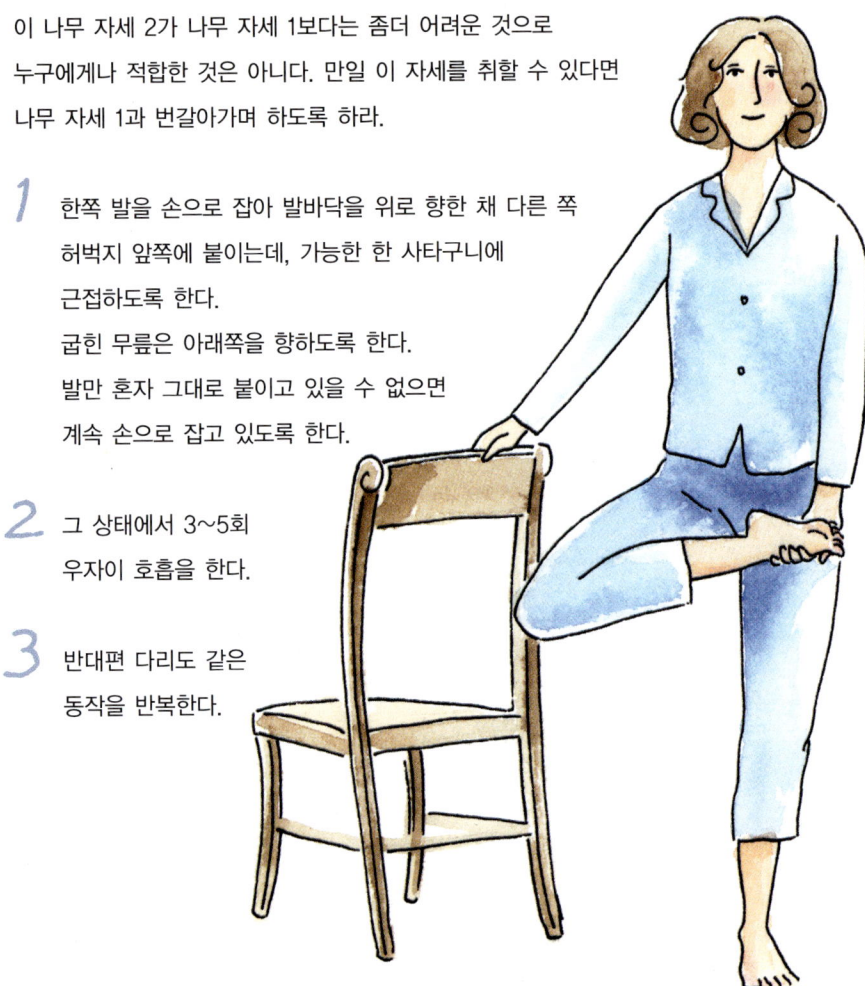

주 의 사 항

만일 이 자세를 취했을 때 무릎에 통증이 생기면 나무 자세 1을 취하라. 의자를 잡지 않고도 몸의 균형을 잡고 서 있을 수 있으면 한 손으로는 발을 잡고 있고 나머지 손은 등 뒤로 돌려 반대편 팔 윗부분(상박부)을 잡도록 하라. 계속 수행을 하다 보면 언젠가는 손을 놓고도 발을 다리 앞에 붙일 수 있게 될 텐데, 그 때는 두 손을 가슴 앞에 모으고 기도하는 자세를 취한다.

이 균형 잡고 서 있는 자세를 통해 서 있는 다리의 발과 발목을 강화시킬 수 있을 뿐 아니라 몸의 균형도 향상시킬 수 있다. 좀더 안정감 있게 서 있을 수 있게 되면 눈을 지긋이 감고 있어라. 근육뿐 아니라 집중력도 강화될 것이다.

잠시 쉬어가기

　　몸의 균형을 잡고 서 있거나 아니면 다른 요가 자세를 취하고 있는 시간은 우리 삶의 다른 순간들과 별로 다를 것이 없다. 우리 마음은 어떤 습관을 갖고 있을까? 빨리 이 자세를 끝내고 다음 자세로 넘어가기를 기다리고 있을까? (일상생활에서 다음 할 일, 다음 약속, 다음 주를 기다리는 것과 똑같이 말이다.) 우리는 현재 주어진 상황을 온전히 체험하지 못하고 다음 것만 좇는 방식으로 인생을 얼마나 많이 낭비하고 있나?

　　각 자세마다 호기심을 갖고 임하도록 해보자. 예를 들어 나무 자세를 취하고 있는 동안에는 바닥에 붙이고 있는 발에 대해 여러 가지를 생각해볼 수 있다. 엄지발가락은 바닥에 잘 붙이고도 발바닥 가운데 쪽의 움푹 들어간 부분은 더 위로 올릴 수 있을까? 발가락은 편안하게 다 펴고 있나 아니면 힘주어 웅크리고 있어 하얗게 핏기가 가서 있나? 체중은 발의 네 모서리에 골고루 분산돼 있는가? 몸의 균형을 잡기 위해 애쓸 때 처음에는 오른쪽을 조절하고 다음에는 왼쪽을 조절하며 발목의 움직임을 주목해 보라. 인생에서의 균형도 이와 같이 일련의 연

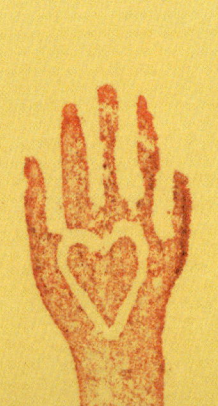

속적인 '조절 과정'이라 볼 수 있다.

　구부린 무릎을 관찰해 보자. 만약 무릎이 약간 앞쪽으로 기울어 있다면 부드럽게 뒤로 당겨 균형을 잡고 무릎뼈가 아래를 향하도록 할 수 있을까? 어깨뼈를 한번 보자. 어깨를 펴고 등 쪽으로 좀더 내려가게 할 수 있다. 그렇게 하면 가슴을 펴고 앞으로 좀더 내밀 수가 있는데, 그러면 등의 허리 안쪽으로 휜 부분이 안으로 더 들어가게 되나? 목을 길게 뺄 때 꼬리뼈를 약간 아래로 내릴 수 있나? 그동안 눈여겨보지 않았던 작은 부분들에 대해 주의를 기울여보라. 예를 들어 혀는 편안한 상태인가? 긴장하고 있나? 턱과 목은 어떤가? 또 눈은 어떤가? 앞을 내다볼 때 팽팽하게 긴장돼 있지 않고 편안하고 잘 볼 수 있는가?

　계속해서 고른 호흡을 유지하는 것은 쉬운 일이 아니다. 자신의 호흡에 정신을 집중하면 마음속에서 끝없이 이어지는 잡념을 재우는 데 도움이 돼 고요한 상태로 주어진 순간에 완전히 몰입할 수 있게 된다. 어떤 날은 나무 자세를 취하고 있는 시간을 약 30초에서 1분 정도로 늘리고 오직 자신의 내면만을 들여다보며 뭔가 새로운 점들을 발견하도록 해보라. 모닝 요가의 동작 하나하나를 똑같은 호기심을 갖고 관찰할 수 있을 것이다.

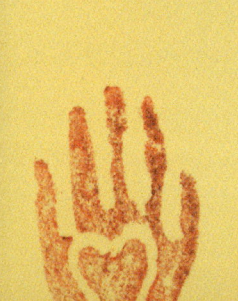
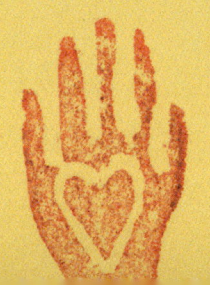

팔 스트레칭

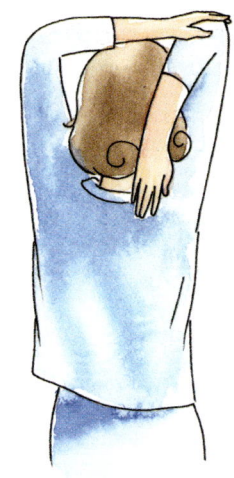

한쪽 팔을 어깨 너머로 돌린 다음 손끝은 바닥을,
손바닥은 등쪽을 향한 채 어깨뼈 움푹 파인 곳에 오도록 하라.
다른 손은 뒤로 올려 어깨뼈에 올리고 있는 팔의 팔꿈치를
부드럽게 누르거나 잡아당겨 손이 등 가운데 쪽으로 오도록
한다. 그 상태로 1~2회 우자이 호흡법을 한다.
반대편 팔로 같은 동작을 반복한다.

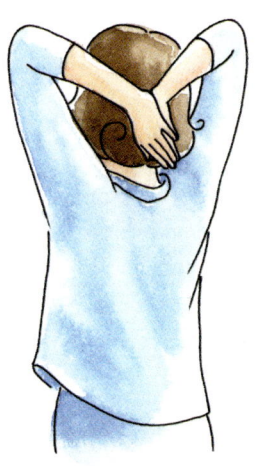

팔 스트레칭 선택 동작

양 손을 뒤로 돌려 어깨뼈 사이에 둔다.
손끝이 바닥을 향하게 한 채 양 손바닥을 붙인다.
팔꿈치는 계속 머리 부분에 붙인 채로 팔을 굽혔다 폈다
한다. 처음에는 손이 어깨뼈 사이 가운데 부분에 쉽게
닿지 않을 수도 있는데, 그 쪽 방향으로 움직이다 보면
스트레칭 운동이 된다. 억지로 무리하게 하지는 말라.

주 의 사 항

이것은 간단해 보이지만 꽤 까다로운 동작이다. 목 부분을 관찰하고, 주의
를 기울여 느껴보라. 팔 윗부분(삼두근)이 당기는 기분이 느껴질 것이다. 그 외에
또 무엇을 느낄 수 있나?

선인장 자세

1 벽을 등지고 서는데, 발은 가능한 한 벽에 붙이고
머리는 벽에 기댄다.

2 팔을 어깨 높이로 올리고 팔꿈치 부분을 구부려 양 손바닥은
앞을, 손끝은 위를 향하게 한다. 손 높이는 손끝이 귀 부분까지
올라오도록 한다. 가능하면 손등은 벽에 붙이도록 하는데,
무리하게 억지로 하지는 말라. 등허리 부분을 벽 쪽으로
밀고(그래도 붙지는 않는다) 턱은 똑바로 혹은 약간 아래로
숙인다. 그 상태에서 몇 차례 우자이 혹은 침묵 호흡법을
반복한다.

주 의 사 항

만약 어깨와 팔이 굳어 있거나 등 윗부분이 둥글게 굽어 있으면 머리, 팔꿈치, 손
을 동시에 벽에 붙이는 것이 힘들 수도 있다. 어깨를 부드럽게 다시 뒤로 펴고 어깨뼈
는 몸통으로 더 내려가게 하라. 게다가 허리를 벽 쪽으로 밀기 위해 골반을 움직이려
하면 더 힘들어진다.

이 간단한 동작을 매일 연습하게 되면 어깨가 안으로 굽는 것과 척추 위쪽이 굽
는 척추후만증을 예방함은 물론 교정까지 할 수 있다. 노인의 경우에는 이 운동을 매
일 조금씩 하면 아주 좋다. '숨 쉴 것,' '무리하지 말 것'을 주문처럼 외워라. 이 운동
을 통해 그동안 잊고 있던 근육들을 쓰게 될 수가 있다. 만약 근육에 무리가 간 것 같
으면 며칠 동안 운동량을 줄이도록 하라.

팔꿈치 돌리기

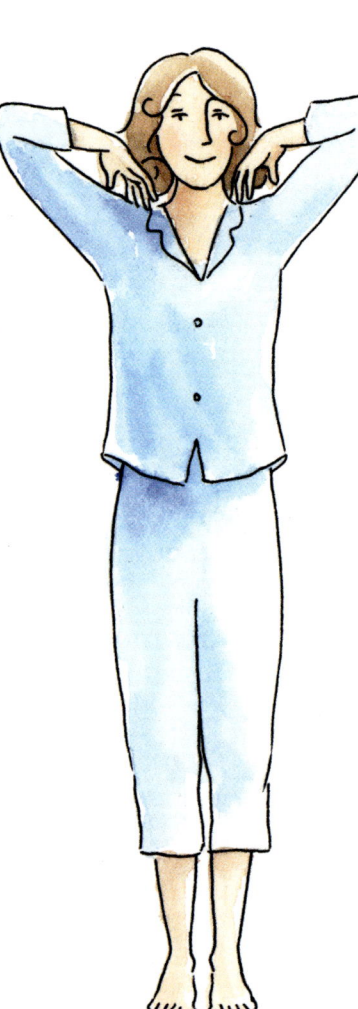

1 양 손끝을 어깨에 올리고 팔꿈치를
크게 앞으로 세 번, 뒤로 세 번 돌린다.

2 목 근육을 풀기 위해 머리를 몇 차례
이쪽 어깨에서 저쪽 어깨로 돌린다.

손 운동

앞으로 나오는 운동들은 딱딱한 의자에 앉아 한다. 우선 잠시 손 스트레칭 운동을 하자.

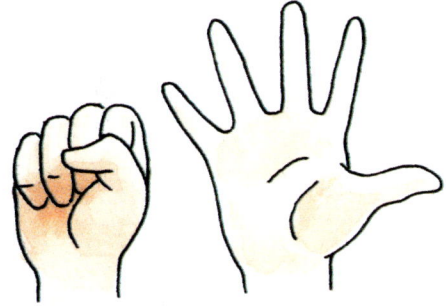

1 손을 주먹 쥐었다 활짝 폈다 하는 동작을 한다.

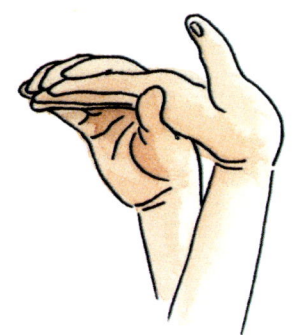

2 한 손으로 다른 손 손가락들을 뒤로 당긴다.

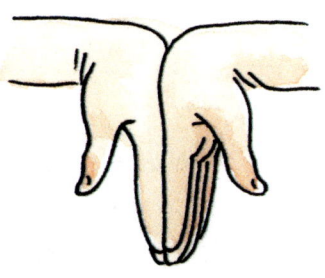

3 양 손의 손끝이 밑을 향하게 손등을 붙이고 서로 밀어 팔목 굽히는 운동을 한다.

상체를 폈다 오므렸다 하기

1 의자 앞부분에 앉아 발은 바닥에 똑바로 붙인다.
양 손은 무릎에 얹는다. 숨을 들이마실 때
등을 뒤로 펴고 가슴은 앞으로 내밀며
목이 당겨지는 것이 느껴질 때까지
턱을 위로 들어올린다.

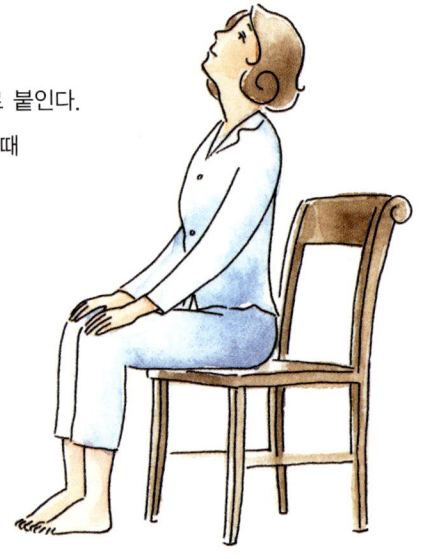

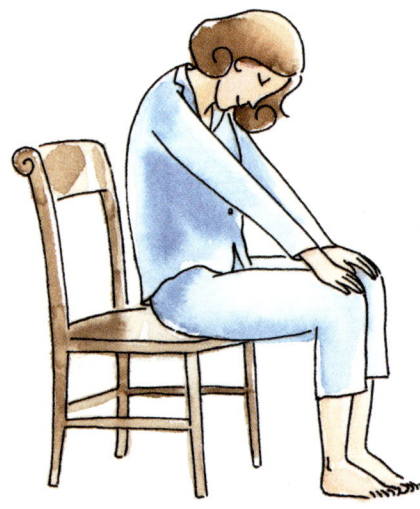

2 숨을 내쉴 때 앞으로
몸을 굽히며 배 속이 텅비게 하고
턱은 가슴으로 떨군다.

엉덩이 스트레칭

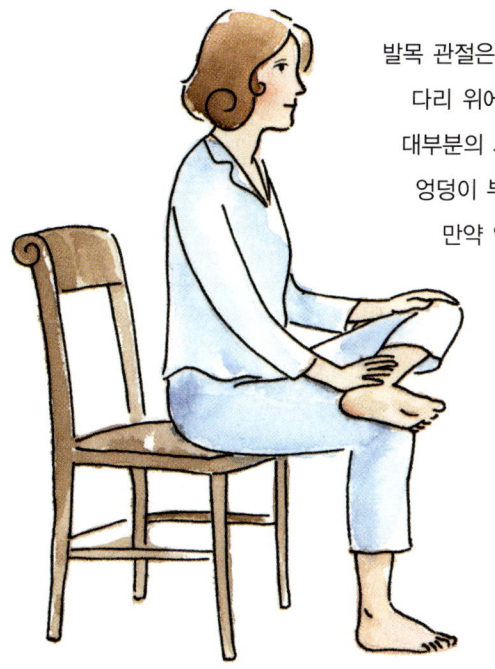

발목 관절은 앞으로 구부린 채 한쪽 발목을 반대편 다리 위에 얹는다. 앉은 자세에서 몸을 쭉 핀다. 대부분의 사람들은 몸을 앞으로 굽히지 않고서도 엉덩이 부분에 스트레칭을 느끼게 된다. 그런데 만약 엉덩이 부분이 아주 유연해 스트레칭이 느껴지지 않을 경우에는 몸을 약간 앞으로 굽힐 수 있지만 편안하게 느낄 정도까지만 하라. 무릎에 무리가 가지 않도록 발목 관절은 계속 앞으로 구부러져 있는 상태를 유지하라. 그 자세로 3~5회 호흡을 하라. 반대편 다리로 같은 동작을 반복한다.

주 의 사 항

허리 뒷부분이 얼마나 휘었는지 관찰해보라. 그 부분이 약간만 바뀌어도 스트레칭에 큰 영향을 줄 수 있다. 구부리고 있는 무릎의 높이를 살펴보라. 한쪽이 다른 쪽보다 더 올라가는가? 이 자세를 취한 채 5~6회 호흡을 하나. 숨을 들이마실 때는 들이미신 공기가 저 깊이 꼬리뼈까지 들어간다고 상상하라. 숨을 내쉴 때는 날숨이 척추를 늘어나게 하여 앉은키가 더 커진다고 상상하라. 파티 때 잘 쓰는 돌돌 말려 있다가 불면 펼쳐지는 종이 호루라기를 생각해보라.

잠시 쉬어가기 --

어떤 동작을 취하고 호흡을 하고 있는 동안 조급한 마음이 들기 시작할 수도 있다. 그 느낌에 대해 바로 반응을 할 것이 아니라 그냥 지켜보라. 우리는 모두 매 순간마다 무슨 일인가가 진행되고 있기를 바라는 경향이 있다. 또 고통이나 슬픔은 물론 불편하거나 지루한 느낌이 들어도 당장 거기서 벗어나려고 하는 습관이 있다. 요가에서는 멈춰 쉬는 법을 연습해야 한다. 모든 것이 정지된 고요함과 익숙해지는 법을 배우라. 그러면 일상생활 중 공항, 병원 대기실, 아니면 교통 체증 때문에 멈춰있는 자동차 속에서 기다리고 있어야 할 때 그 시간들을 사납게 흐르고 있는 강 한 가운데에 떠 있는 작은 휴식의 섬으로 보는 법을 배울 수 있게 된다. 그렇게 기다려야 하는 시간들이 늘 반가운 것은 아니지만 그래도 어쩔 수 없을 때에는 편안한 마음으로 받아들일 수 있을 것이다.

무릎 껴안기

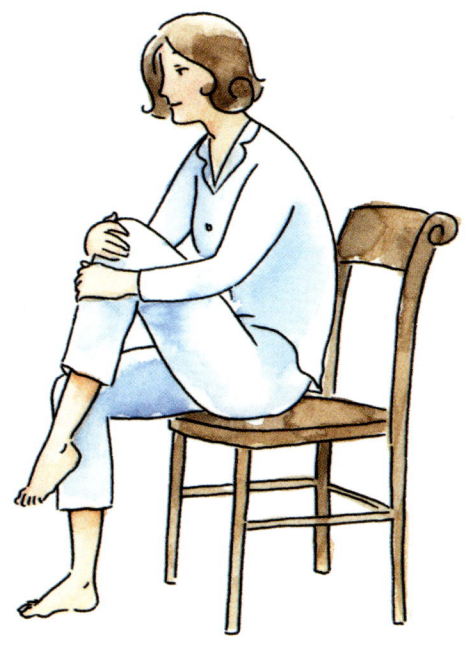

양 손으로 한쪽 무릎을 가슴 쪽으로 잡아당긴다. 바닥에서 발을 들 때 복부 근육이
볼록해지며 두꺼워지지 않도록 하기 위해 배를 등 쪽으로 들여보낸다. 발을 드는 동안
복부 근육 동작도 계속한다. 잠시 무릎을 안고 있다가 발을 다시 바닥으로 내린나. 긑은
동작을 한쪽 다리에 2회씩 한다.

몸통 돌리기

1 발은 바닥에 붙이고 종아리는 직각을 유지하게 한 채 상체를 펴고 똑바로 앉는다.

2 상체를 천천히 왼쪽으로 돌려 어깨 너머를 바라본다. 편안하게 느낄 수 있는 정도로만 하고 한계 이상으로 무리하지 말라.

3 오른쪽 손을 왼쪽 허벅지 무릎 부근 아래로 밀어 넣어 부드럽게 잡아당긴다. 목을 억지로 돌리지 말고 턱이 어깨 쪽으로 흘러간다는 기분으로 하라.

4 돌린 상태에서 3회 침묵 호흡을 한 다음 다시 앞으로 몸을 원위치 시킨다. 방향을 바꿔 같은 동작을 반복한다.

목 스트레칭 선택 동작

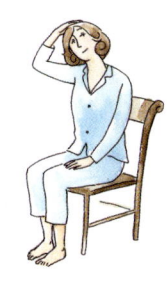

1 귀가 오른쪽 어깨로 기울게 한다.
오른팔을 머리 위로 돌려 손가락 끝이
왼쪽 귀 가까이에 오도록 오른손을 얹는다.
그 상태에서 몇 차례 호흡을 한다.
방향을 바꿔 같은 동작을 반복한다.

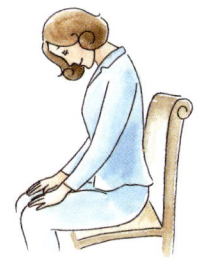

2 턱을 아래로 떨구고 가슴은 올려 닿게 하여
뒷목이 늘어나게 한다. 그 상태에서 몇 차례
호흡을 한다.

주 의 사 항

    등 아래쪽이나 목 부위에 불편한 곳이 있는지 살펴보라. 늘 자기가 편안한 한도
내에 머물도록 해야 한다. 몸을 돌릴 때는 비트는 힘이 척추에 골고루 분산되도록 해
지나치게 유연한 한 부분에 집중되지 않도록 해야 한다. 척추 관절 하나하나에 주의를
기울이고 각 관절이 모두 조금씩 돌아가도록 신경 쓰라. 척추는 곧게 펴고 엉덩이는
안정되게 붙이고 있도록 한다. 몸통을 돌리고 있는 동안 머리를 앞뒤로 돌리는 동작을
계속할 수도 있다. 이 동작은 목을 자극하게 된다.

    몸통 돌리기는 척추 관절의 건강을 향상시키고 척추의 유연성을 유지시켜준다.
또한 몸 속의 장기들을 부드럽게 눌러줌으로써 체내의 독소제거 효과를 가져 올 수도
있다. 또 이 몸통 돌리기 운동을 매일 하면 자동차를 후진하는 데 전혀 어려움이 없어
질 것이다.

호흡법: 침묵 호흡법

발가락 강화운동

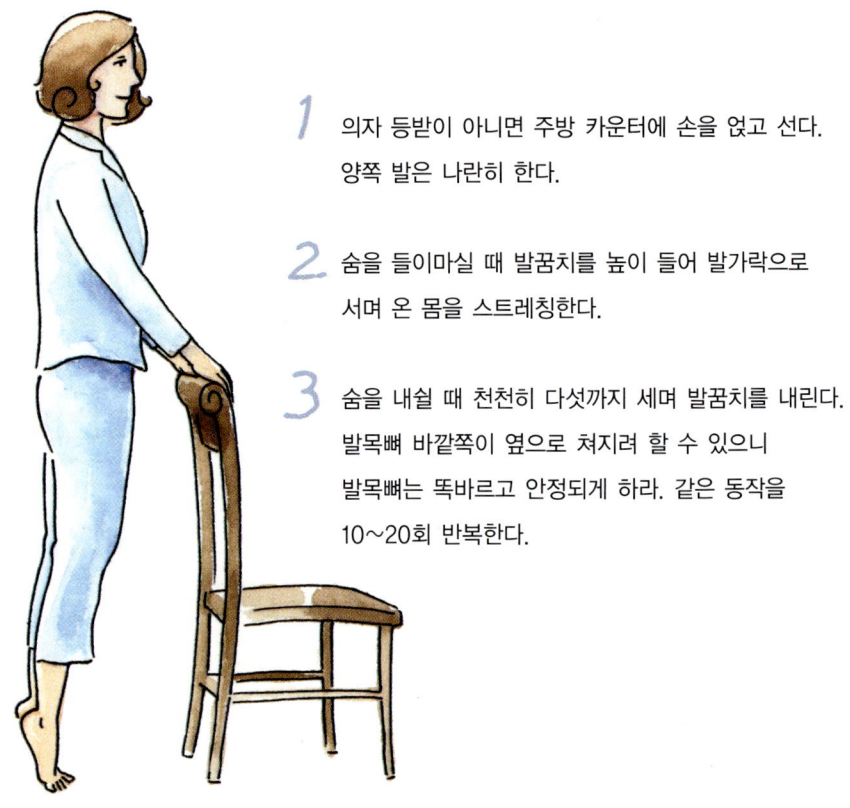

1 의자 등받이 아니면 주방 카운터에 손을 얹고 선다.
양쪽 발은 나란히 한다.

2 숨을 들이마실 때 발꿈치를 높이 들어 발가락으로
서며 온 몸을 스트레칭한다.

3 숨을 내쉴 때 천천히 다섯까지 세며 발꿈치를 내린다.
발목뼈 바깥쪽이 옆으로 쳐지려 할 수 있으니
발목뼈는 똑바르고 안정되게 하라. 같은 동작을
10~20회 반복한다.

주 의 사 항

　　이 운동은 발과 장딴지 근육을 강화시킨다. 발꿈치를 내릴 때 발이 흔들리지 않
도록 하는 것이 좀처럼 쉽지 않은데 천천히 내릴수록 효과가 더 크다. 발꿈치를 내릴
때 어떤 부분이 바닥에 닿게 되나? 발목 안쪽 뼈에도 주의를 기울여 늘 안정감이 있게
자세를 유지하라.

장딴지 강화운동

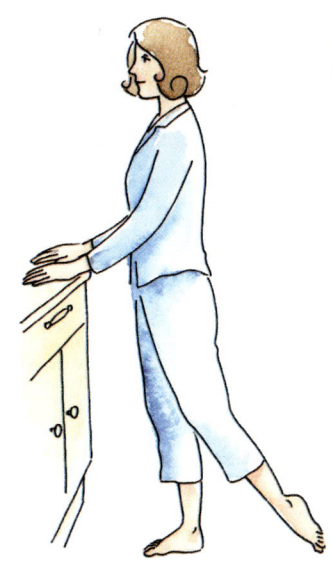

1 두 손을 짚을 수 있도록 싱크대 카운터 앞에 선다. 엉덩이를 카운터와 평행이 되게 하고 발가락까지 한쪽 다리를 곧바로 편 채 바닥에서 약간 떨어질 정도로 뒤로 올린다. 똑바로 몸을 펴고 선 채로 다리를 들었다가 내리는 동작을 연속 3회 한다. 다리를 내릴 때에는 발끝이 바닥에 거의 닿을 정도까지 한다. 세 번째로 다리를 들 때는 든 상태에서 몇 초 동안 머무른다. 연결 동작을 오른쪽 왼쪽 각각 2회씩 한다.

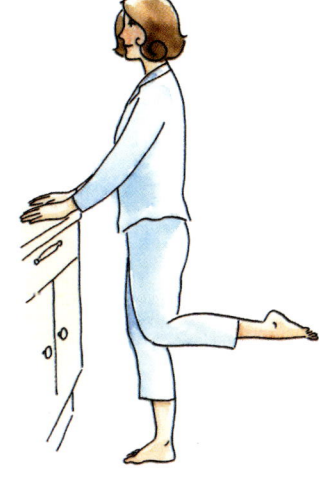

2 무릎을 굽혔다 펴는 운동을 하는데, 굽힐 때에는 발꿈치를 엉덩이 쪽으로 최대한 붙이도록 한다. 가능하면 양쪽 무릎이 일직선상에 오도록 한다. 한쪽 다리에 2회씩 반복한다.

장딴지 강화 운동 (계속)

3 1, 2번 동작을 연결해서 한다. 똑바로 편 다리를 뒤로 올렸다가 다시 시작 자세로 내리고, 그 다음 무릎을 굽혀 발을 엉덩이 쪽으로 끌어당긴다. 양쪽 각각 3회씩 한다.

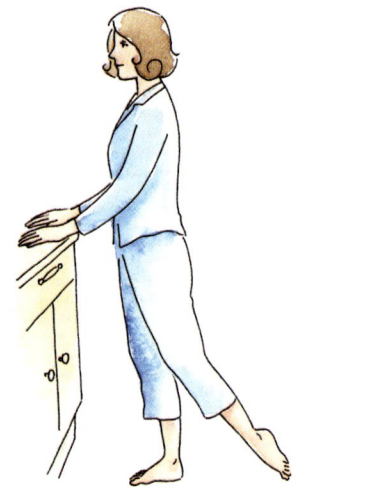 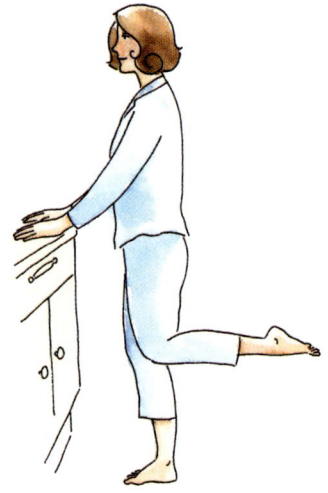

주 의 사 항

다리 동작을 할 때 급히 차듯이 하지 말고 천천히 당기는 기분으로 한다. 두 다리 중 한쪽 다리가 반대편보다 더 강하게 느껴지나? 대부분 사람들의 경우 몸의 어느 한쪽이 다른 쪽보다 더 강하게 돼 있다. 따라서 한쪽 장딴지가 다른 쪽보다 더 튼튼할 수도 있다. 다리를 들고 굽힐 때 다른 부위 근육들도 함께 움직이는 것을 느낄 수 있을 것이다. 장딴지 운동은 그 근육들도 모두 강하고 유연하게 만들어준다.

황새 동작

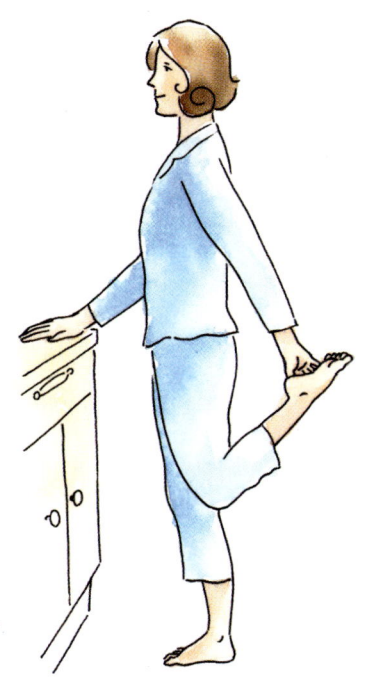

한쪽 발로 몸의 중심을 잡고 선다.
다른 쪽 다리를 뒤로 접고 그 쪽 손으로 발을
잡는다. 나머지 손으로는 몸을 균형을 유지하기
위해 카운터를 붙들던지 아니면 그럴 필요가
없으면 똑바로 위로 든다. 그 상태로 몇 회
우자이 호흡을 한 다음 다른 쪽 다리로 같은
동작을 반복한다.

주 의 사 항

양쪽 무릎이 나란히 하도록 노력하되 억지로 무리하지는 말라. 허벅지에 스
트레칭이 느껴질 것이다. 이 연습을 통해 허벅지(사두근)가 늘어나게 되면 무릎
을 나란히 하는 것이 좀더 수월해질 것이다. 그렇다고 무릎이 지나치게 늘어나게
하지는 말라. 허리 등 쪽이 지나치게 안으로 굽어 들어가는 경향이 있는데 꼬리
뼈를 아래쪽으로 당겨 조절하도록 하라.

팔굽혀펴기

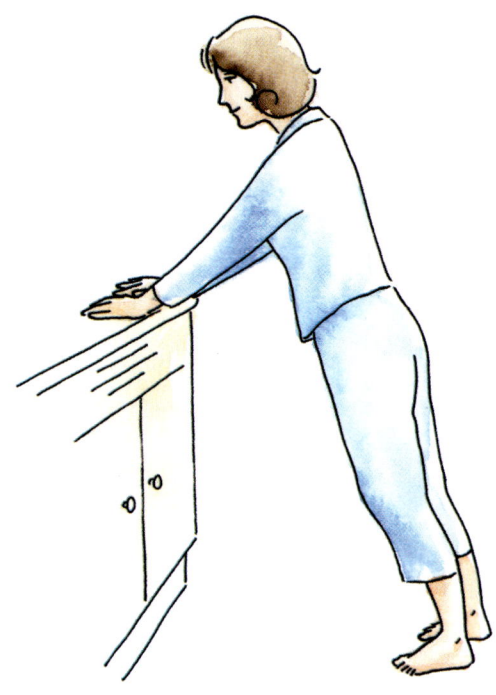

1 싱크대 카운터에서 한 발짝 가량 떨어져 선다. 팔을 곧바로 편 채 양 손을 카운터 바깥 부분에 대고 어깨는 쭉 편다.

2 카운터 쪽으로 몸이 내려가게 한다. 턱은 약간 들고 복부 근육에 힘을 준다. 어깨는 계속 쭉 편 상태를 유지한다. 몸을 다시 올릴 때는 굽힌 팔을 펴며 몸을 위로 들어올린다. 발꿈치는 바닥에 꼭 닿아 있지 않아도 되지만 가능하면 그렇게 되도록 노력한다. 어깨가 위쪽으로 움츠려 올라오지 않도록 주의한다. 팔굽혀펴기를 10회 반복한다.

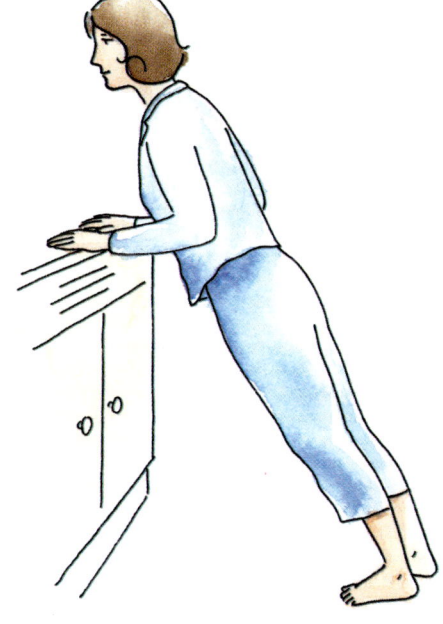

주 의 사 항

이는 기존 팔굽혀펴기를 변형한 것이다. 상체에 힘이 없으면 이 운동이 힘 겨울 수도 있다. 그럴 경우에는 처음 시작할 때에는 몇 번만 하도록 하라. 스스로 에게 "이 중에서 내가 할 수 있는 부분이 어떤 것일까?" 하고 자문해보라. 봄을 앞 으로 약간 굽히고 몇 번 호흡을 하는 정도 이상은 못하겠으면 그렇게 하도록 하 라. 한번 하는 것도 힘들다면 한번만 하도록 하라. 체력 강화 효과를 극대화하기 위해서는 반쯤 굽힌 상태에서 일단 정지했다가 더 천천히 움직여야 한다.

전투 동작 1

1 싱크대를 마주 보고 서서 한쪽 다리는 발끝이
싱크대 바로 앞에 오게 하고 다른 다리는 뒤로
약간 뺀 채 선다. 앞쪽 다리의 무릎을 굽히며
다른 다리를 60~90cm 정도 뒤로 당기는데,
앞쪽 다리의 무릎 아래는 바닥과 수직 상태를
유지하도록 한다. 뒤로 당긴 다리도 발끝은
싱크대를 향하게 하고 발바닥은 바닥에 꼭
붙인다.

2 뒤로 뻗은 다리의 무릎을 굽히지
않고도 몸은 싱크대를 마주 보도록
한다. 양 손을 카운터에 얹고
아래를 누르듯이 부드럽게 힘을
주어 가슴과 쇄골은 위로 올라오고
등의 어깨뼈는 아래로 내려가게 한다.

3 그 상태에서 몇 차례 우자이 호흡을 한 뒤에 턱을 약간 들어 위를 올려다보며 목
부위에 스트레칭을 느끼도록 한다. 그러나 목 뒤가 눌리지 않도록 해야 하며 목에
이상이 있는 사람은 특히 더 조심해야 한다. 다른 쪽 다리로 같은 동작을 반복한다.

양쪽 발 사이의 간격을 조정해가며 시험해보도록 하라. 등 위쪽은 바깥쪽으로 휘는 느낌이 들도록 하되 등 아래쪽은 너무 안으로 휘어들어가지 않도록 하라. 등허리가 너무 휘어들어가는 것을 막기 위해 꼬리뼈를 약간 안쪽으로 밀어내려 보라. 가슴은 들어올리고 꼬리뼈를 앞뒤로 움직여보며 허리 부분이 지나치게 휘어들어가는 것을 조절하라.

무릎을 싱크대에 대고 있을 때에는 무릎이 발보다 약간 앞으로 나가 있을 수가 있다. 무릎에 이상이 있거나 압박이 느껴지면 무릎이 발목과 같은 선상에 오도록 하라.

이 자세로 얼마 동안 있어도 몸을 가눌 수 있으면 두 팔을 머리 위로 들어올리고 양 손바닥이 닿거나 아니면 마주보도록 하고 머리는 위를 올려다보라. 체중을 양쪽 발에 확실히 싣는 것이 몸의 균형을 잡는 데 도움이 된다. 계속 고르고 깊은 호흡을 하는 것을 잊지 말도록 하라.

잠깐!

나이가 많이 들거나 심장질환이 의심되는 사람들은 팔을 위로 들어올리지 말도록 한다.

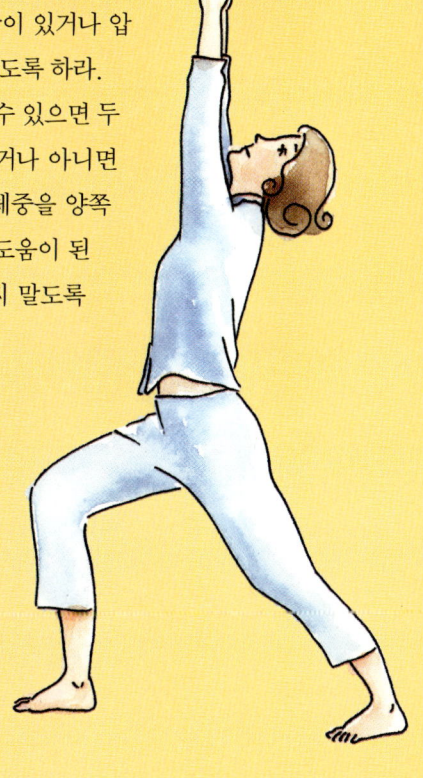

등펴기 스트레칭

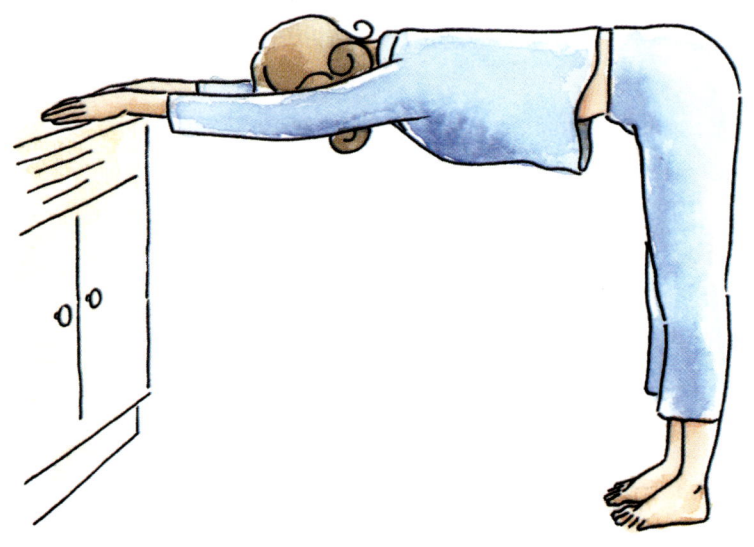

양 손을 카운터에 얹고 팔과 등이 모두 일직선이 될 때까지 뒷걸음질을 친다. 팔과 다리를 모두 곧바로 펴고 엉덩이와 발목이 수직이 되도록 한다. 만약 천천히 당겨 등이 둥글게 굽혀지면 무릎을 약간 굽히도록 하라. 뒷목까지 등 전체를 다 스트레칭 해 늘린다. 그 상태에서 잠시 머무르며 척추가 위아래로 올라갔다 내려갔다 하도록 호흡을 한다.

이 동작은 팔 스트레칭도 되며 전투 동작 1에서 등을 뒤로 젖히는 운동의 영향을 중화시키는 역할을 한다.

전투 동작 3

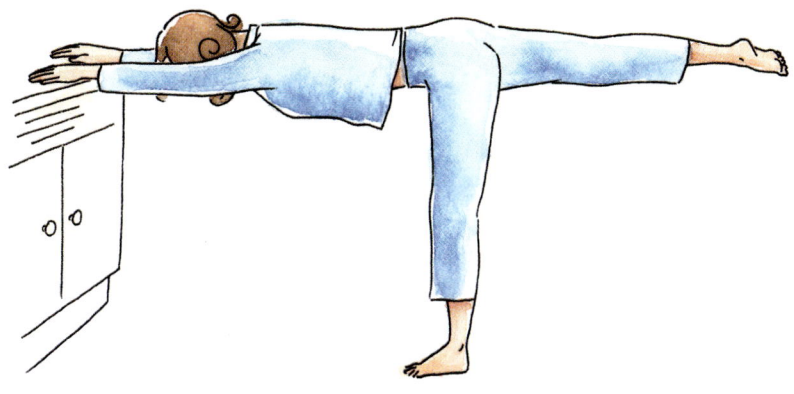

양 손으로 싱크대나 카운터 등을 짚고, 등을 곧게 펴고 엎드려 스트레칭 한 상태에서 두
발을 나란히 모은다. 한쪽 다리를 가능한 한 뒤로 들어올리되 등보다 더 높아지지는
않도록 한다. 이는 전투 동작 3 중 카운터를 짚고 하는 방식으로 서 있는 다리를 크게
강화시키는 역할을 한다. 몸을 가누기 위해 이렇게 두 손을 카운터에 얹고 할 수도 있지만
카운터에 의지하고 않고 그냥 중심을 잡는 것도 시도해볼 수 있다. 동작을 취하고 있는
시간은 각자 자기가 원하는 만큼으로 한다. 스스로 피겨 스케이드 선수가 됐다고
상상해보라. 한쪽 다리가 끝난 다음에는 다른 쪽 다리로 같은 동작을 반복한다.
(이 앞부분에 전투 동작 2라는 고급 단계가 있었으나, 이 모닝 요가에서 다루기에는
적합하지 않아 생략했다.)

다리 스트레칭

이 동작에서는 의자에서 다리를 내릴 때 쓰러지지
않도록 각별히 주의해야 한다. 한 손 혹은 양 손을
다 짚을 수 있도록 카운터와 의자 등받이
사이에 선다.

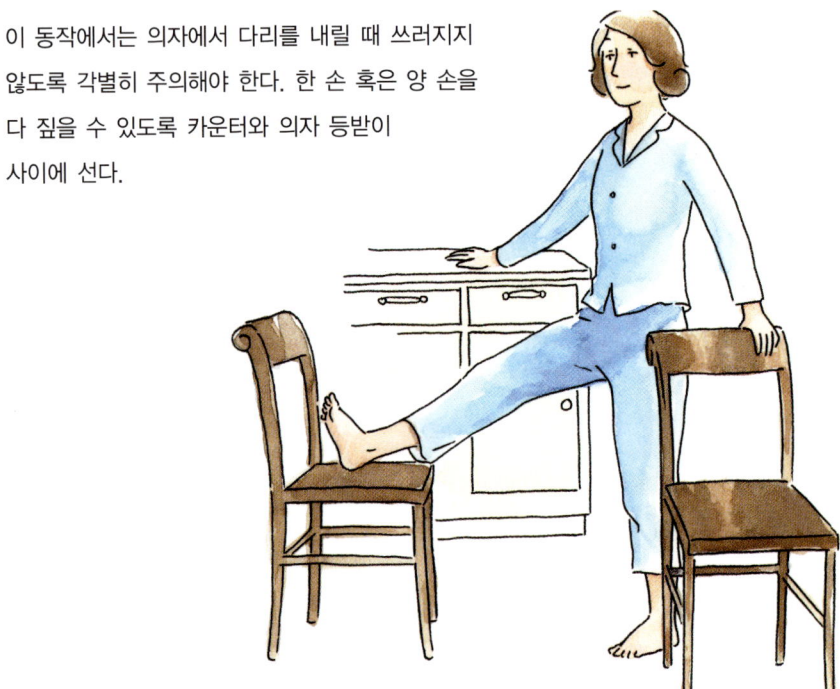

1 의자 등받이와 카운터를 짚고 선다. 바로 앞에 의자 하나를 앞으로 돌려놓고 두발
끝이 그 쪽을 향하도록 한다. 한쪽 발을 의자의 좌석에 올려놓고 발목을 위로 굽혀
발끝이 천정을 향하게 한다. 그 상태에서 스트레칭이 느껴지지 않으면 발밑에
전화번호부나 두꺼운 책 등을 받쳐 발꿈치 높이가 더 올라가도록 한다. 그래도
스트레칭이 느껴지지 않으면 책을 좀더 높이 쌓고 발꿈치를 올려놓는다. 발을 올린
상태에서 3~5회 호흡을 한다.

2 발을 의자에 올린 채로 그 동안 한 손으로 잡고 있던 의자 등받이를 양 손으로 잡고
의자에 올리고 있는 다리와 직각이 되도록 몸을 천천히 돌린다. 허벅지 안쪽에
스트레칭을 느껴보라. 그 상태에서 3~5회 침묵 호흡 또는 우자이 호흡을 한다.
의자에 올린 다리의 허벅지는 뒤쪽으로 돌리면서 무릎과 발끝은 위를 향하도록
주의를 기울이라. 의자에서 발을 내릴 때는 서 있는 쪽 발을 그 의자 쪽으로 돌린
다음 카운터를 잘 잡고 내리는 식으로 조심해야 한다. 반대 쪽 다리로 같은 동작을
반복한다.

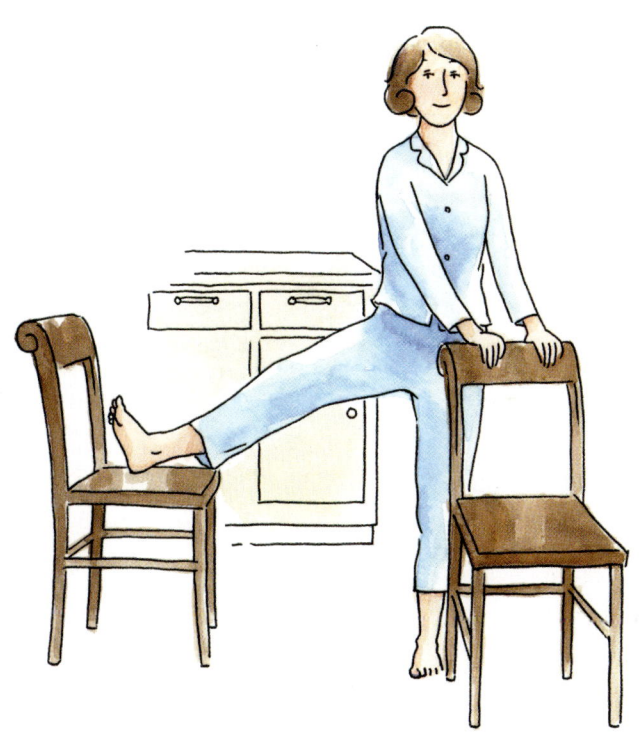

다리 스트레칭

주 의 사 항 ------------------------------

매일 꾸준히 수련을 하게 되면
유연성이 빠르게 개선되는 것을 느낄
수 있을 것이다. 골반은 똑바로
유지하도록 노력하라.
배는 약간 안으로 밀어 넣고 등허리
부분이 안으로 심하게 휘는 것을
피하라. 너무 욕심을 부려 지나치게
늘어나지 않도록 하라.
동작은 늘 부드럽게 하고 호흡하는
법을 기억하고 딱딱하게 뭉치는
부분이 있는지 신경을 써라.
손으로 뭔가를 잡지 않고도 몸의
균형을 잘 잡을 수 있게 되면 팔을
위로 뻗고 상체를 위로 들어 올려
엉덩이에서 멀어지는 기분이 들게
해도 된다.
카운터에서 다리를 내릴 때는
안전을 위해 꼭 다시 카운터를 잡고
내리도록 한다.

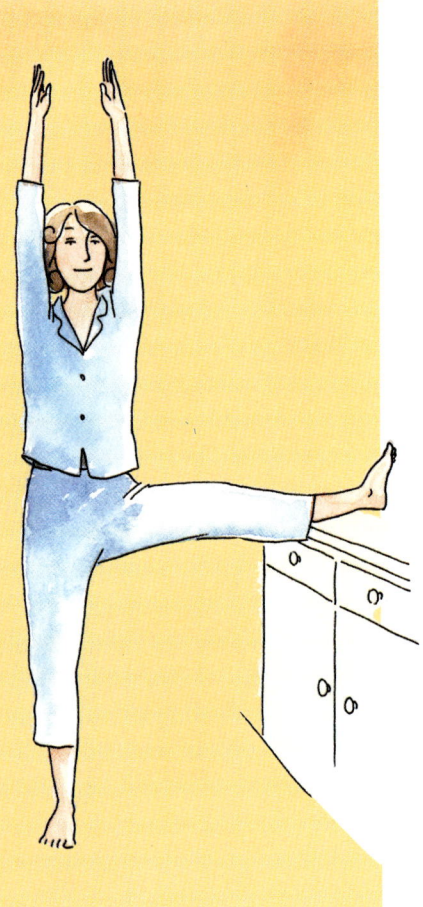

앞으로 굽히기

서서 앞으로 상체를 굽히는 이 동작은 허리에 이상이 있거나 녹내장을 앓고 있는 사람에게는 권하고 싶지 않다. 이 동작이나 카운터에 팔을 포개고 엎드리는 변형 동작에 대해 확실한 자신이 없을 경우에는 담당 의료진과 상의하도록 하라.

손과 머리 중 편한 쪽을 의자의 좌석 부분에 댄다. 등이 구부려지며 무릎이 약간 굽혀질 것이다. 이 자세를 취한 상태에서 가능한 만큼 시간을 끌라. 일어설 때는 무릎을 굽히고 서서히 몸을 펴도록 한다. 순간적으로 어지럽게 느껴지면 혈압이 정상으로 돌아올 때까지 잠시 그대로 멈춰 있도록 한다. 이 동작은 한번만 한다.

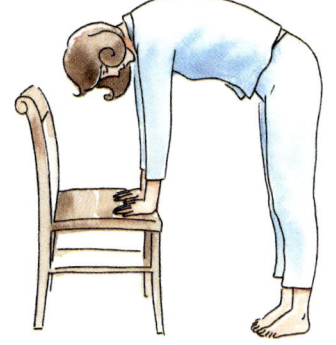

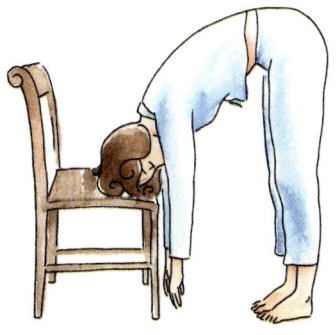

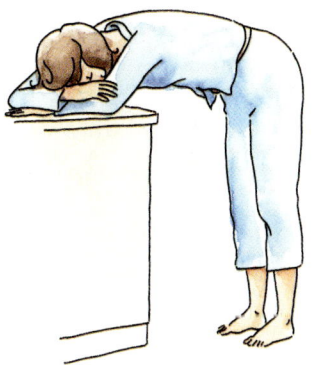

배고픈 사자 동작

숨을 깊이 들이마시라. 숨을 내쉴 때 팔을 앞으로 올려 쭉 뻗고 손가락은 쭉 편다. 눈을 크게 뜨고 혓바닥을 내밀어 혀가 턱에 닿도록 애써보라. 그 상태에서 몇 초 동안 숨을 내쉬며 목과 얼굴의 긴장을 느껴보고 다시 이완시킨다. 1회 더 반복한다.

주 의 사 항

배고픈 사자 동작은 목 부위에 혈액이 더 많이 공급되게 함으로써 후두염 예방에 아주 좋다. 후두염 기미가 느껴질 때 이 동작을 여러 번 해보라.

산山 자세

자 이제 서서 하는 명상의 기본 동작인 산 자세로
매일 운동을 마무리하기로 한다. 두 발은 모으거나
약간 벌리고 상체를 똑바로 세우고 뒷목은 쭉 편다.
양 손은 편안하게 옆으로 늘어뜨리고 눈을 감는다.

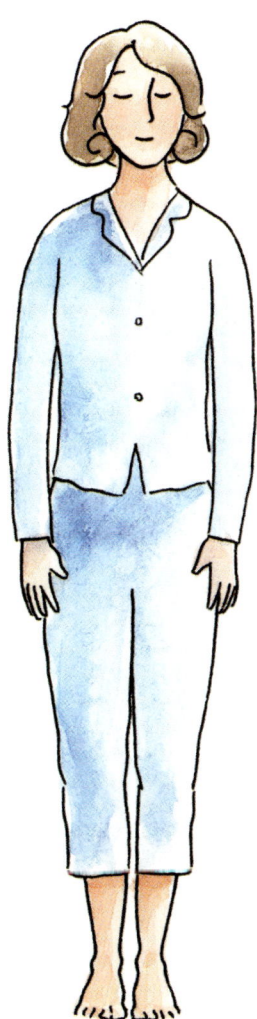

산山 자세

주 의 사 항

발이 땅과 연결돼 있는 것을 의식하라. 체중이 발꿈치 앞 쪽에 실리는 것을 느껴보라. 의식적으로 눈, 턱, 목의 긴장을 풀라. 모든 부위가 다 부드럽게 풀리게 하되 늘어져 내리지는 않게 하라. 호흡이 더 깊고 조용해지도록 하라. 숨을 내쉴 때마다 팔과 다리에서 긴장이 빠져나가도록 하라. 공간 속에서 자신의 자리를 찾고 균형을 유지하려는 미세하고 지속적인 노력이 몸 속에서 느껴질지도 모르겠다. 양쪽 발을 의식하고 각 발이 체중을 고르게 나누어 지도록 하라.

조용히 서서 부드럽고 자연스럽게 흐르는 호흡의 리듬을 음미하고 오늘 자기 몸이 해냈던 것들을 생각하라. 마침내 눈을 뜰 때는 눈이 부드럽고 머리 뒤편 깊숙이 들어가 있어 자신의 내부 깊은 곳으로부터 세상을 내다보도록 하라. 귀를 열어 소리를 듣게 하라. 생겼다가 사라져가는 온갖 소리들을 감지하라. 세상을 직접 느껴보라.

어쩌면 짧은 순간이나마 절대적인 정적과 평화를 체험할 수도 있다. 자신의 몸과 호흡을 편안히 여기고 가장 깊은 자아의 안식처에서 쉬라.

서서 하는 명상

모닝 요가의 끝 순서인 산 자세 명상 중에 잠시 그날 할 일들을 마음 속으로 다짐해 보라. 마음은 대단한 힘을 갖고 있다. 우리는 모두 궤도에서 벗어나 자기가 가고자 하는 길을 잃게 될 수도 있다. 그러나 우리가 초심으로 돌아오려는 노력을 꾸준히 하다 보면 우리의 길은 결국 원하는 방향으로 나아가게 될 것이다. 아래에 오늘 하루 마음먹고 할 수 있는 일들을 몇 가지 제시했다. 그러나 그것들은 단지 예일 뿐, 아마 누구나 자신의 마음이 원하는 것들을 다 알고 있을 것이다.

- 너그럽게 행동하는 법을 연습하겠다.
- 상대에 대해 좀더 인내를 갖겠다.
- 자신의 기분을 헤아려보고 그것들을 묻어버리는 대신 느껴보도록 하겠다.
- 내 생각을 밀어붙이려 들지 않고 다른 관점에 귀를 기울여보겠다.
- 다른 사람들이 화를 내더라도 아량으로 대하겠다.
- 틈틈이 시간을 내서 깊이 호흡하고 신체 모든 부분의 긴장을 푸는 연습을 하겠다.
- 오늘은 내 인생이 받은 축복들에 대해 생각하겠다.

자 이제 모닝 요가는 끝났다. 혼자 집에서 아니면 요가 교실에 가서 더 연습을 하건 안 하건 기본 수행은 다 했다고 만족해도 된다. 우리 몸은 오늘 하루를 위해 정화되고 재정비됐다. 이 모닝 요가 프로그램이 양치질과 마찬가지로 생활의 일부가 되게 하라. 2~3주 동안 매일 모닝 요가를 해보고 어떤 변화가 생기는지 느껴보라.

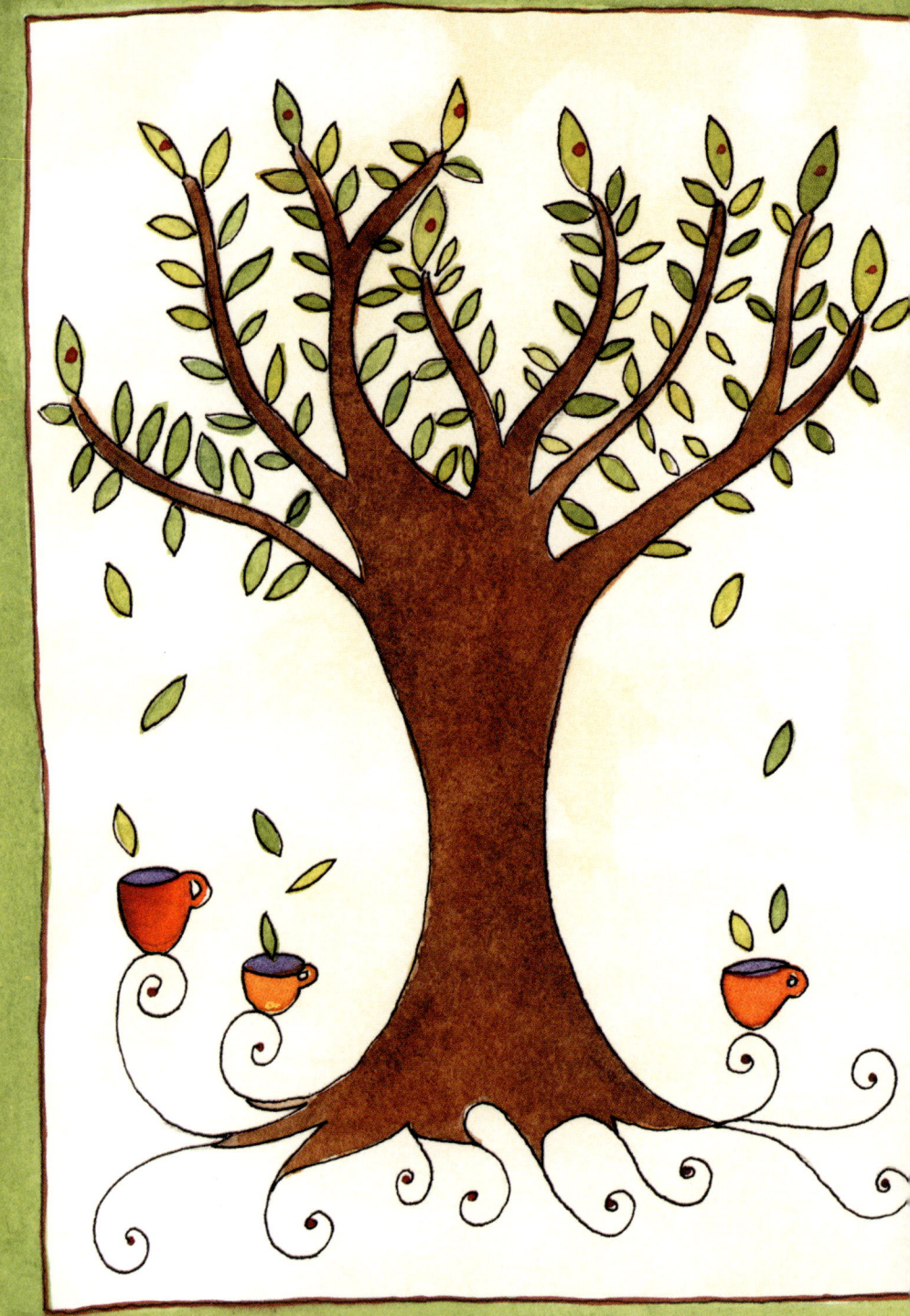

요가를 좀더 깊이 배우고 싶은 이들을 위해

모닝 요가는 더 긴 시간을 필요로 하는 전문적인 요가를 대신할 수 있는 것은 아니다. 그렇다고 이 간단한 프로그램의 효력을 과소평가하지는 말라. 모닝 요가를 통해 효과를 보기 시작하여 생을 변화시켜주는 요가의 세계에 대해 좀더 배우고 싶은 마음이 들게 되기 바란다. 이제부터는 요가에 대해 품을 수 있는 몇 가지 의문점에 대해 설명하고 요가의 신체적, 정신적 효과에 대해 좀더 자세히 알아보도록 하겠다.

심신의 일치

어떤 사람들은 요가는 요가 동작을 통해 몸을 수련하는 것이라고 생각한다. 그러나 요가는 단순한 신체 훈련이 아니다. 주위 세계와 조화롭게 살고 평화를 얻기 위한 종합적인 체계이다. 산스크리트어에서 요가는 여러 단계로 이해될 수 있다. 예를 들어 요가는 '굴레' 혹은 '결합' 이라는 의미로 몸, 호흡, 마음의 결합으로 해석될 수 있다.

오늘날 체육관과 헬스 클럽들은 요가 전통에서 많은 것들을 차용하고 있다. 그러나 타 엑서사이즈와 요가의 가장 큰 차이점은 자신의 움직임에 대해 기울이는 주의와 인식 수준 정도의 차이이다. 요가에서는 몸, 호흡, 마음을 주어진 현재 순간에 단일 의식으로 통일시키기 위해 호흡과의 관계를 발전시키게 된다.

요가에서 우리는 집중적으로 주의를 기울이는 법을 배운다. 요가 동작들은 거의 모든 경우에 지속적으로 관찰하며 느리게 하도록 돼 있다. 높은 경지에 달한 요가 수행자는 힘이나 균형감각에서 탄복할만한 기발한 동작을 하는 사람이 아니라 자신의 수행을 면밀히 관찰하고 조절하며 정확하게 호흡을 할 줄 아는 사람이다.

자세 개선하기

요가를 통해 얻을 수 있는 소득 중 하나는 자세 개선이다. 어머니들의 잔소리는 백 번 옳았다. 몸을 펴고 똑바로 서는 것은 정말 중요하다. 우리가 몸을 어떤 식으로 가누고 있는가 하는 것이 우리의 생각과 감정에 영향을 주기 때문이다. 몸을 완전히 웅크리고 있어보라. 금방 지치고 따분하며 맥 빠지는 느낌이 들 것이다. 몸을 약간만 웅크리고 있어도 마찬가지로 기운 없고 늘어지는 기분이 들게 된다. 반대로 몸을 곧게 세우고 가슴을 쫙 펴 앞으로 내밀고 다리에 힘을 주고 발을 땅에 꽉 대고 있어보라. 그 자세가 곧 정신으로 옮겨갈 것이다. 그 차이를 느낄 수 있지 않은가? 한결 힘이 생기며 뭔가 할 수 있다는 기분이 들 것이다.

나쁜 자세가 그냥 살면서 얻게 된 나쁜 버릇일 수도 있다. 그러나 대부분의 경우에 처진 자세는 자기 자신의 태도에서 나온다. 어느날 만일 무력감이나 수치심이 느껴진다면 그건 나만 그런 것이 아니다. 자신에 대해 별로라고 생각하는 풍조가 우리 문화에 고착돼 있는 것 같다. 많은 사람들에게 있어 자기 이미지에 맞추거나 그것을 극복하려는 노력 자체가 끊임 없는 좌절의 원천이 될 수도 있다.

 ## 에너지 흐름을 원활하게 하기

우리 몸에서 불필요한 긴장을 없애기 위해 요가를 하기 시작하면 기운이 더 생기고, 그 기운을 입을 굳게 다물거나 어깨를 움츠리거나 이를 악무는데 낭비하는 대신 좀더 신나고 생산적인 일에 사용할 수 있게 된다. 에너지가 알 수 없는 방식으로 생겼다가 사라진다는 것쯤은 이미 다 알고 있으리라 믿는다. 가끔 뚜렷한 이유가 없이 쳐지고 지친 느낌이 들 수 있는데, 이는 뭔가가 에너지(기)의 흐름을 막고 있기 때문이다. 바로 그럴 때가 자신의 심신에 무슨 일인가가 일어나고 있다는 신호를 보내는 것이므로 탐구해볼 필요가 있다.

자기가 하고 싶지 않은 일, 혹은 해결책을 찾을 수 없는 상황에 처하는 것이 기운을 빼앗는 주범 노릇을 한다. 자신에게 물어보라. "지금 내가 거부하고 있는 것이 무엇인가?" 무언가에 대해 갈등하고 있는 상태가 우리를 마비시킬 수 있다. 그러니 더 깊은 곳까지 들여다보라. 스스로에게 이렇게 물어보라. "지금 상황에서 내가 진정으로 원하는 결과는 무엇일까?' 자신의 문제가 좀더 분명해지고 원하는 길을 알게 되면 에너지가 다시 돌아올 것이다.

요가를 시작하면 신체와 정신과의 관계를 느끼기 시작할 것이다. 몸이 긴장하면 그것들을 풀 방법과 능력이 생기는 것이다. 불안감이 마음 속에 가득하다면 이렇게 자문해보라. "내 몸의 어느 부분에서 그 불안감이 느껴질까?" 마음을 스치고 지나가는 일시적인 생각이나 이미지도 몸 속에서 뭔가 뭉치며 죄어오게 만들 수 있다. 하지만 이를 관찰하고 있지 않으면 그 관계를 못 보고 지나칠 수도 있다. 몸이 보내는 신호를 따라가 숨겨져 있는 감정을 발견하게 된다면 자유를 향한 첫 걸음을 내딛은 것이다.

만성 긴장, 나쁜 자세, 부정적 사고 이외에 생명력 없는 음식을 섭취하고 신선한 공기와 햇빛과의 접촉을 잃는 것도 에너지의 자유로운 흐름을 방해하는 또 다른 요소이다. 우리 인간은 흙 위에서 살고 걷게 되어 있지 빌딩과 인공의 빛 속에 갇혀 지내게 만들어져 있지 않다. 그러니 가능하면 자주 자연 속으로 나가 맨발로 걸어보라. 그래서 땅의 생명력과 에너지에 다시 접속해 보라.

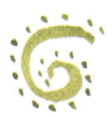

「파탄잘리 수트라」 요가 경전에 대하여

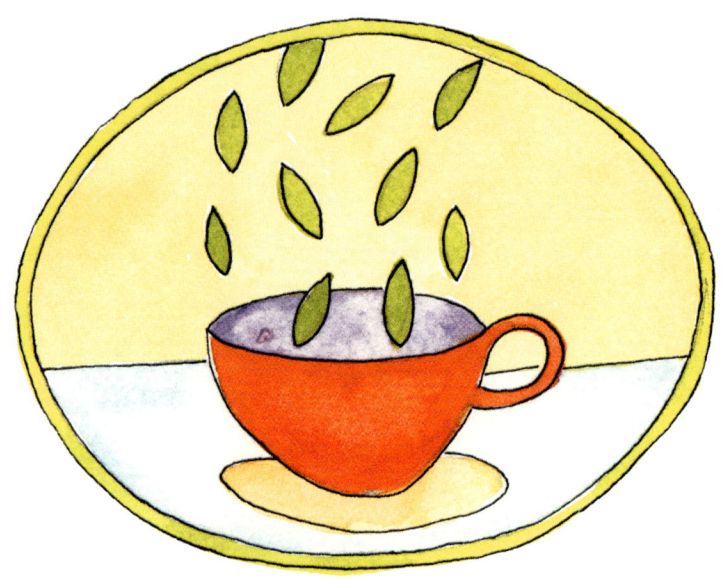

요가에서는 신체적 요소도 중요하다. 하지만 가슴이 닫혀 있고 마음이 이기심과 욕심에 사로잡혀 있다면 건강한 육신이 무슨 소용이 있을까? 남을 속이고 심술궂다면 아름다운 겉모습이 무슨 소용이 있을까? 자기가 원하는 것은 갖지 못하고 원치 않는 것은 갖고 있어 비참한 심경이라면 육신의 건강이 무슨 소용이 있을까? 넘치는 에너지 와 활력을 해를 끼치는데 사용한다면 그게 무슨 소용이 있나?

가장 깊은 단계까지 들어가면 요가의 신체 수련은 정신적 구조 내에서 존재하며 그 궁극적 목표는 개인의 정신적인 것과 결합하여 개인의 인격이 순수 의식으로 녹아 들어가는 것이다. 신체 단련은 이 정신적 해방을 위한 준비과정으로 여겨지고 있다.

정신적 해방으로 가는 길은 고대 요가 경전인 「파탄잘리 수트라」에 요약돼 있다. 이 산스크리트어로 기록된 고대 요가의 8가지 단계는 금계(禁戒, 야마스)와 권계(勸戒, 니야마스), 자세(아사나), 호흡법과 에너지 조절(쁘라나야마), 명상 등으로 이루어져 있다. 파탄잘리 수트라에 소개된 윤리적 계율과 명상 수련에 대한 개요에 대해 알아보도록 하자.

금계(禁戒, 야마스)와 권계(勸戒, 니야마스)

요가 체계의 처음 두 단계는 '금계'와 '권계'로, 본격적인 요가 수행의 길로 들어서려는 사람들에게는 기본적인 것이다. 이 윤리적 계율은 사람들이 자신 및 바깥 세상과 조화를 이루고 건강한 삶을 살 수 있도록 돕기 위해 만들어진 지침들이다. '5가지 금계'는 바깥세상과의 관계에 초점을 맞추고 있으며 '5가지 권계'는 자기 정화와 자기 수련에 관한 것이다. 그 중 한 가지를 골라 하루, 일주일, 혹은 더 긴 기간 동안 실천해보고 그 진전을 관찰해 본다면 흥미 있고 생산적인 수행 방법이 될 것이다. 이 계율 리스트를 모닝 「전신 요가 15분 프로그램」 옆에 붙여놓고 자주 생각해보도록 하라. 계율들을 수행하다 보면 그것들이 서로 얽히고 연결돼 있음을 알게 될 것이다.

금계

🌿 비폭력(아힘사)

여기서는 무엇이 폭력인지를 연구해보기로 한다. 사람들에게 평화로운 마음 갖는 법을 가르치는 데 평생을 헌신한 베트남의 틱낫한 스님은 우리가 분노하는 것만으로도 이미 폭력의 씨가 생긴 것이라고 말한다. 우리가 남에게 대해 화가 나거나 비판적인 생각이 들면 그것이 곧 폭력인 것이다. 귀에 거슬리거나 은근히 비난하는 말을 하는 것도 남을 해칠 의도를 품고 있는 것이므로 역시 폭력이다.

어쩌면 우리는 자신에 대해 근본적으로 폭력적인지도 모른다. 스스로를 가차 없이 비판하고 있기 때문이다. 자신의 깊은 내부를 들여다보라. 그러면 자기 속에서 폭력이 고개를 들려 할 때를 알아채기 시작할 것이다. 그것은 어디에서 오는 것일까? 어떤 숨겨진 분노와 두려움이 들끓고 있는 걸까? 바깥세상에서 느끼는 짜증과 좌절이 그 분노와 두려움에 길을 열어주고 그것이 공격적 행동으로 폭발하는 것이다.

자기 자신의 폭력 충동을 있는 그대로 보고 진심으로 인정하기만 해도 그런 충동을 부추기는 요소들이 무엇인지 드러나기 시작한다. 그것을 이해할 때 온유함과 동정심이 생기게 된다. 진정으로 악의 없는 마음은 자신에게서 시작되는 것이다.

🌿 정직성(사트야)

사실대로 말하자면 우리 대부분은 정직하지 않다. 우리가 사실을 가리기 위해 고안해내는 온갖 방법들을 살펴보기만 해도 이 계율에 대해 충분히 배울 수가 있다. 화장을 하는 것도 가벼운 속임수라고 할 수 있지 않을까? 우리는 남의 기분을 상하지 않게 하기 위해, 본인 혹은 다른 사람의 평판을 지키기 위해, 남과의 대결을 피하기 위해 여러 가지 이유로 거짓말을 한다.

거짓말이나 변명을 하지 않고 살 수 있을까? 무엇이든 사실대로 말할 수만 있다면 거칠 것 없는 자유로움을 맛볼 수 있겠지만 혹시라도 자기가 사실대로 말하는 것을 남을 해치기 위한 구실로 삼는 것은 아닌지 조심해야 한다. 있는 그대로 정직하게 말하며 동시에 아무 해도 끼치지 않는다는 것은 쉽지 않은 일이다. 선한 정직성을 고수하기 위해서는 많은 주의를 기울여야만 한다.

🌿 훔치거나 탐내지 말 것(아스테야)

다른 사람이 가진 것을 탐내는 것은 결핍감에서 나온다. 훔친다는 것은 자기가 그냥 가져도 되는 것이 아닌 것을 취하는 것을 의미한다. 이웃집 마당에서 별 생각 없이 꽃을 한 송이 꺾어 온다거나 가게에서 포도 한 알을 따 먹는 것 등이 모두 그 예가 될 수 있다. 우리는 날마다 얼마나 많은 유혹들에 부딪치게 되나? 좀더 넓은 범위로 보면 자기가 꼭 필요한 이상을 취함으로써 다른 사람의 것을 빼앗는 결과를 가져오는 경우 훔치는 것이 될 수 있다. 오늘날 우리의 소비 문화는 지구의 자원을 훔치는 것이다. 전기, 연료, 물 등을 우리가 필요한 이상 쓴다면 그것은 훔치는 행위이다. 땅, 강, 공기를 오염시키면 그것은 우리와 함께 지구 상에 사는 모든 사물들로부터 누릴 수 있는 권리를 훔치는 것이다.

요가 경전은 모든 금계와 권계를 완벽하게 지키면 반드시 상을 받는다고 약속하고 있다. 아스테야를 잘 지키는 것은 늘 필요한 만큼만 취하는 것이다. 우리가 정말 필요한 만큼만 갖고 남들도 그것이 필요하다는 사실을 존중한다면 얼마나 다른 세상이 될 수 있을지 상상해보라.

🌿 순결(브라흐마차르야)

순결 계율에 대해서는 논란이 많다. 어떤 요가 지침서는 순결이 금욕을 의미하는 것이 아니라 적당한 성활동을 의미한다고 말하기도 하고, 또 다른 지침서는 그것이 매사에 있어서의 중용을 나타낸다고 하기도 한다. 어떤 이들은 순결의 진정한 의미는 신에 근접하여 우리의 모든 행동을 신과 같이 하는 거라고 해석하기도 한다.

오늘 우리의 문화에서 성이 왜곡되고 과도한 위치를 차지하고 있는 것은 의심의 여지가 없다. 사람들이 추구하는 성은 흔히 오락, 접촉 스포츠, 기분전환, 자만의 도구가 돼 버리고 있다. 그러면 이 계율은 성 에너지에 대해 우리에게 무엇을 요구하고 있을까?

에너지는 그야말로 에너지일 뿐이다. 에너지는 다양한 형태를 띨 수 있고 각자의 욕구에 따라 여러 다른 방향으로 흐르게 돼 있다. 따라서 자신의 에너지를 성적 욕구를 만족시키는 대신 다른 일에 쏟는 것이 얼마든지 가능하다. 순결에 대하여 진지하게 고찰함으로써 우리의 삶에서 성이 갖는 우선순위에 대해 재평가할 수 있을 것이다.

무욕(無慾, 아파리그라하)

우리는 왜 그토록 많은 물질을 쌓으며 사는 걸까? 한 가지 이유는 우리가 원하던 물건을 사며 느끼는 즐거움 때문일 것이다. 두 번째 이유는 물건을 사들이고 물질을 많이 소유함으로써 내적인 공허감을 채우고 삶의 무의미에 대한 생각을 다른 데로 돌리기 위해서일 수도 있다. 세 번째로는 소유물의 양과 질에 따라 지위가 결정되는 문화 때문이다.

어떤 사람들은 앞으로도 자신이 필요한 것을 계속 얻을 수 있으리라는 확신이 없기 때문에 물질을 쌓는다. 힘들고 가난하고 모든 것이 부족한 시절을 직접 겪은 사람들은 특히 더 물질을 축적하려는 경향이 있다.

물질을 과도하게 축적한다고 해서 우리의 인생이 더 의미 있게 되는 것은 아니다. 두안 엘진은 자신의 저서 『소박한 삶의 철학 Voluntarty Simplicity』에서 이렇게 말했다. "우리가 삶과 직접 닿아 있으면 필요한 것이 별로 없다. 우리가 진심을 다해 삶에 참여하는 것으로부터 멀어질 때야말로 공허와 권태가 엄습하게 된다."

권계(勸戒, 니야마스)

정화(사우차)

사우차는 심신의 정화를 말한다. 요가 동작과 호흡은 정화 수행으로 우리 몸에서 불순물이 빠져나가도록 돕는다. 그러나 우리는 먹고 마시는 것에도 주의를 기울여야 한다. 우리 몸에 들어가는 모든 것이 심신에 영향을 주기 때문이다.

유감스럽게도 우리가 먹는 식품 대부분은 고갈된 토양에서 농약 등 화학 약품을 뿌려 재배한 것들이다. 어떤 식품들은 유전자 단계에서 변형된 것들로 어떤 영향을 미치게 될지 아직 아무로 모른다. 농작물들은 시장에서 멀리 떨어진 곳에서 재배되다 보니 우리 손에 들어올 즈음이면 이미 신선함과 식품으로서의 가치를 잃은 상태이다. 그래도 인근에서 재배되는 유기농법 식품들을 구하는 노력은 해볼 수 있다. 그리고 우리 몸으로 들어오는 것들에 대해 최대한 신경을 쓸 수 있다.

마음과 정신을 정화하는 것은 사우차의 또 다른 면이다. 매일 하는 명상 수행은 깊은 정화작용을 한다. 그냥 조용히 앉아 마음 속에서 일어나는 생각들을 관찰하는 것도 정신적 성장에 중요하다. 개인적으로는 집중적인 명상 수련회 등도 큰 정화 효과가 있었다.

자족(산토사)

자족 수행은 아주 훌륭한 권계 훈련이다. 자족 수행 시 우리는 지금 이 순간 어떤 먹구름이 위협하더라도 자족할 것을 결심한다. 사실 인생에는 언제나 먹구름이 있다. 일이 우리가 원하는 대로 진행돼야만 만족을 느낀다면 우리는 평생 그런 순간을 기다리다가 말 것이다. 우리는 작은 것에서도 만족을 느낄 수 있다. 모든 것이 최악인 날에도 잠시 멈춰 맑은 시선으로 세상을 바라보며 하늘을 올려다보고 새 소리를 듣고 천진한 아이들의 얼굴을 보며 이렇게 말할 수 있다. "이 짧은 순간 동안 나는 만족하겠다."

그런 순간들을 찾기 시작하라. 밤에 잠자리에 들면 몸의 긴장을 풀도록 하라. 그날 근심 걱정은 다 털어버리라. 주위의 일과 사람들을 자기가 조정하려고 애쓰는 것을 그만두라. 그리고 모든 것을 자연스럽게 흘러가도록 놔두는 것이다. 우리가 싸우고 저항하는 것을 그만두면 자연스럽게 만족하게 된다.

정당한 노력(타파스)

타파스는 의지력을 길러주는 자기 훈련 및 고행을 말한다. 간단히 말해 타파스는 어려운 일을 하기 위해 노력하고 헌신하는 것이다. 어떤 일이건 발전하기 위해서는 정당한 노력이 필요하다. 음악가라면 하기 싫고 진력이 나는 슬럼프에 빠졌을 때도 의지를 발휘하여 연습에 연습을 거듭해야 한다. 운동선수는 수년간 헌신적인 노력을 기울이며 자신의 기량을 닦는다

어떤 경주에서건 금메달을 따기 위해서는 "이건 고달프고 재미가 없다"는 유혹의 소리를 무시하는 법을 배워야 한다. 어떤 힘든 과제를 참고 하게 되면 내면적 힘이

생긴다. 용광로의 불이 철을 담금질하여 최고 품질의 칼을 만들어 내듯이 노력의 불은 우리를 정화시키고 의지력을 단련시켜준다. 하지만 요가에서는 균형이 중요하다는 점을 기억하라. 노력과 더불어 절도와 여유도 갖춰 타오르는 불 속에 녹아버리는 일은 결코 없어야 한다. 요가의 두 가지 축은 '노력'과 '내맡김'으로 둘 다 중요하다. 아마 '절도'와 '여유'도 어떤 결과가 나오더라도 진심으로 받아들일 줄 아는 데서 나오는 것일 것이다.

🌿 자기 탐구(스바드야야)

스바는 '자기'를 의미하며 아드야야는 '조사' 혹은 '탐구'를 뜻한다. 이 가르침을 한 마디로 요약하자면 "너 자신을 알라"는 것이다. 자기 관찰을 통해 자기가 품고 있는 망상의 덮개를 벗겨내고 그 실체를 드러나게 하는 것은 쉬운 일이 아니다. 우리는 각자 자기 이미지, 복잡한 가치관, 세계관, 행동 양식과 인생 전략을 구축하였다. 간단히 말하자면 한 편의 영화를 만들어 스스로 주인공이 돼 무대에 서 있는 것으로, 남은 인생도 각본에 따라 연기하며 살게 될 것이다.

우리는 각자 자신을 창조해내고는 그 창조물에 스스로 갇혀있다. 인생을 자기 손 안에 쥐고 있고, 결정도 자신이 내린다고 믿고 있지만 실제로는 그 영화 각본이 내리는 결정을 따라가고 있을 뿐이다. 이는 또 다른 형태의 속박이다. 요가에서는 자신의 실체를 가리고 있는 베일을 '아비드야'라고 부르며 이는 자신에 대한 무지를 의미한다. 요가 수행은 그 베일이 점점 얇아지기 시작하게 만들 것이다.

요가와 명상 외에 가끔씩 치료를 받는 것이 도움이 된다고 느끼는 사람들이 많이 있다. 제대로 볼 줄 하는 치료사라면 우리가 자신의 잘못된 점을 깨닫고 해결하도록 도움을 줄 수 있다. 많은 경우 우리는 의식보다 더 깊은 심연에서 오는 자동반사를 통해 일이나 사람들에 대해 반응하게 된다. 그러므로 우리의 행동 양식을 이해할 수 있게 되면 스스로 선택할 수도 있게 될 것이다.

우리가 조용히 내면을 들여다보고 탐구하는 것을 겁내지 않기로 마음먹기만 하면 도움을 받지 않고도 많은 것들을 볼 수 있다. 내 경우에는 명상과 마찬가지로 일기를 쓰는 것도 생각을 정리하는데 주도적 역할을 했다.

신에게 귀의(이스바라 프라니다나)

이 니야마스는 신에게 헌신, 모든 행위를 신에게 맡김, 신에 대한 명상, 신에게 귀의 등 갖가지 의미로 해석되고 있다. 이스바라는 신을 의미하는 많은 산스크리트어 중 하나이다. 크건 작건 모든 종교는 가장 높은 존재에 대한 이름을 갖고 있다. 요가는 종교는 아니지만 인간과 떼어놓을 수 없는 이 신비한 세계를 인정하고 있다. 요가는 어떤 종교와도 대치되는 것이 아니며 오히려 믿음이 더 깊어지게 할 수 있다.

각자 그리는 신이 어떤 모습과 이름을 갖고 있건 간에 우리는 인간의 정신으로 전체 그림을 다 이해하는 것은 불가능하며 우리가 갖고 있는 한계 때문에 신에 대한 이해에도 한계가 있다는 것을 깨닫고 있다. 우리는 우리가 보거나 이해하기에는 너무 큰 거대한 현실의 일부분인 것이다. 모든 것은 다 오묘하게 연결돼 있다. 우리가 한 말과 행동은 우주로 울려 퍼져 나가게 돼 있다. 나비의 날갯짓이 전세계 기상에 영향을 미친다는 '나비효과'에 대해 들어보았을 것이다. 우리가 할 수 있는 일이란 우리가 갖고 있는 지식을 최대한 활용하여 가능한 한 정확히 알고 그에 따라 행동하며, 그 결과는 신에게 맡기는 것이다.

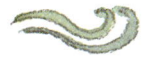

명 상

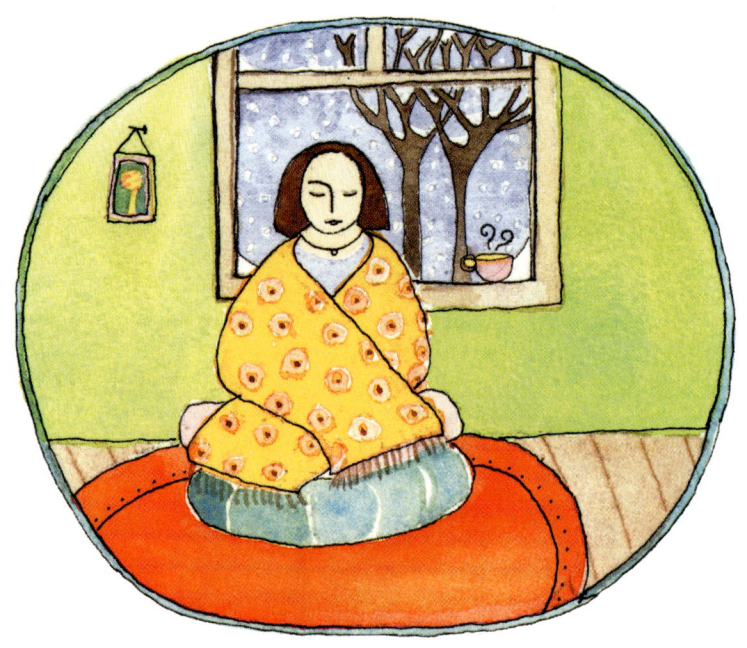

"과거와 미래는 우리 안에 들어있는 것들과 비교하면 지극히 작은 일부일 뿐이다."

— 랄프 왈도 에머슨

    우리는 역사상 가장 시끄럽고 분주한 문화 속에서 살고 있다. 온갖 자극에 포위된 채 지내지 않는 순간들이 거의 없을 정도이다. 이 혼돈 속에서 명상은 평화로운 섬역할을 할 수 있으며 우리의 삶을 정리하고 안정시키는 효과를 가져 올 수 있다. 매일 잠깐씩이라도 조용히 앉아 있을 수 있다면 그에 대한 보답이 있을 것이다.

    명상의 신체적 효과는 의료계에서도 이미 인정을 받았다. 그 중 하버드, 메닝거

클리닉, 매사추세츠대 스트레스 전문 클리닉의 연구 결과에 따르면 명상은 스트레스를 완화시켜 줌으로써 혈압을 크게 낮추고, 통증을 줄이고, 면역 체계를 향상시켜 주고, 좀더 낙관적인 태도를 갖게 하는 것으로 나타났다. 간단히 줄여 말하며 명상은 우리에게 이로운 것이다. 만약 명상이 알약이었다면 아마 집집마다 이미 상비약으로 갖추고 있었을 것이다.

그러면 아무 것도 안 하고 조용히 앉아 있는 것을 왜 꺼리는 것일까? 그 이유는 낯설기 때문이다. 아무 일도 안 하고 그냥 있는 것이 이상한 것이다. 처음 명상을 시작하기 위해 자리에 앉을 때는 그냥 앉아 있는 것만도 아주 힘든 일이다. 그러므로 초보자의 경우에는 스스로 이렇게 다짐해야 한다. '이 짧은 시간 동안에는 지루하고 불편하더라도 그 기분들을 그대로 느껴보겠어. 여기 그대로 앉아 그런 기분들이 나를 원래 계획에서 달아나게 만들지 못하도록 하겠어.' 적어도 2주 동안은 매일 잠깐씩 앉아 있기로 결심하라. 그러면 몸이 차차 익숙해질 것이다. 이는 내면세계의 탐험으로 시간이 지나면 전혀 지루하지 않게 될 것이다. 이제 몇 가지 간단한 지침을 제시하겠다.

자기만의 공간을 만들라

의자나 방석을 놓을 정도의 명상 공간을 정한다. 영감을 얻을 수 있는 그림을 준비하는 것도 좋다. 명상 장소는 각자 취향에 따라 단순해도 좋고 아니면 공들여 만들 수도 있다. 향 냄새를 꺼리지 않는다면 향을 피우는 것도 좋다. 조용히 생각할 수 있는 환경을 만들라. 나는 작은 종과 스톱워치를 준비해 명상을 시작하고 끝낼 때 종을 울리곤 한다. 반복해서 하다 보면 우리 마음은 이제 안정을 취할 시간이 됐다는 것을 알아차리게 되며 그 속도가 점점 빨라질 것이다. 얼마 동안 앉아있을 것인지를 결정하라. 처음에는 10~15분으로 시작해 몇 주간 계속한 다음에는 하루에 30~45분 정도로 시간을 늘릴 수 있다.

◎ 명상 시간을 정하라

명상은 매일 같은 시간을 정해 하도록 노력하라. 우리 마음이 아직 평소 속도로 가동되기 전인 아침 시간이 가장 이상적이다. 아침에는 땅의 에너지도 더 가라앉아있고 우리도 마찬가지이다. 하지만 시간날 때 아무데나 자리잡고 하는 것은 차라리 안 하느니만 못하다. 물을 넉넉히 마시고 (잠자리에서 일어나면 물을 마시는 것은 좋은 습관이다) 샤워를 하거나 아니면 세수라도 한다. 시간이 있으면 약간 스트레칭을 한 다음 자리를 잡고 앉는다.

◎ 앉는 법

하루 일을 끝내고 마침내 휴식을 취한다는 기분으로 의자나 방석 위에 앉는다. 숄이나 스웨터를 어깨에 둘러 따뜻하게 하고 억지로 힘을 주지 않고도 등이 곧게 펴지도록 자세를 가다듬는다. 등의 자연스러운 곡선을 그대로 유지하며 턱을 약간 앞으로 기울어 목 뒷부분이 늘어나도록 한다. 최대한 편안한 자세를 찾아 조용히 앉아 있는다. 우리 몸이 이에 익숙해지는 데는 약간 시간이 걸린다. 명상 동작을 위해서는 새로운 근육들도 사용하게 되는데 시간이 지나면 그 근육들도 강화될 것이다.

◎ 마음을 가라앉히라

자리에 앉아 눈을 감고 가만히 있다가 자신의 내면으로 주의를 돌린다. 처음에는 배와 가슴이 올라갔다 내려왔다 하는 것, 피부를 스치는 공기의 움직임, 소리가 귀 속에서 울리는 것 등 몸의 감각들을 관찰할 수 있다. 얼굴, 그 다음은 어깨, 그런 식으로 몸을 차례대로 훑어 내려가며 각 부분의 긴장을 푼다. 방석이나 의자 좌석에 실려있는 자신의 체중을 의식하라. 원한다면 호흡에 정신을 집중하기 전에 잠시 그 상태에서 머물러 있어도 좋다.

자신의 들숨과 날숨을 관찰하며 갈비뼈가 확장되고 배가 올라왔다 내려갔다 하는 것을 느껴보라. 코 속에서 숨이 들고나는 기미도 느낄 수 있을 것이다. 호흡이 바뀔

때, 숨을 내쉰 다음 다시 들이마시기 전에 약간의 공백기가 있는데 그때 완전 정적의 순간이 올 수 있다. 또 다른 공백기는 숨을 끝까지 들이마셨다가 내쉬려 할 때 오며, 보통 숨을 내쉰 후의 공백기보다 짧다.

이런 식으로 관찰을 하다 보면 내면에 정신을 집중하는 데 도움이 된다. 몇 분 동안 그렇게 한 다음에는 열에서 하나까지 아니면 하나에서 열까지 호흡 횟수를 세기 시작한다.

금방 마음이 좀더 재미있는 일을 찾아 달아나려 하는 것이 느껴질 것이다. 호흡에 정신을 집중하고 있는 대신 다른 생각을 하고 있는 것을 알아채면 다시 주의를 호흡으로 서서히 돌린다. 조급해 하거나 실망하지 말라. 자기가 현실을 떠나 어딘지 모르는 곳을 헤매고 있다는 사실을 알아차리는 것 자체도 연습이다. 명상을 하고 있는 것이다. 마음을 다시 호흡으로 불러와 거기 머무르라고 당부할 때마다 현재 순간으로 들어가는 능력을 강화시키는 것이다. 과거와 미래의 모습들이 담겨 있고 우리 대부분이 많은 시간을 보내고 있는 저 다른 세계는 우리의 상상 속에서나 존재하는 꿈의 세계이다.

지켜보고 반응하지 말라

좌선 수행의 중요한 요소는 아무 것도 기대하지 않는 것이다. 이는 우리에게는 정말 파격적이고 낯선 개념이다. 우리는 즉각 반응하는데 익숙해 있다. 가려우면 긁고, 불편하면 재빨리 자세를 바꾼다. 이 습관은 우리 생활 구석구석까지 미쳐있다. 직장이 지겨워지면 그만 둔다. 화가 나면 남에게 화풀이를 한다. 남과의 관계에서 복잡한 문제가 생기면 관계를 끊어버린다. 그 연쇄 반응의 고리를 끊는 것, 충동이 일어나는 것을 지켜보되 그에 따라 행동하지 말고 그냥 관찰하는 것, 그것은 자동 조정장치를 꺼버리는 것이다. 그렇게 하는 것이 실제로는 우리 인생을 스스로 통제하는 출발점이 된다. 어떤 일이 있을 때 반응하기 전에 약간의 간격을 두는 것만으로도 우리 인생이 큰 영향을 받게 될 것이다.

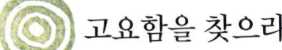 ## 고요함을 찾으라

　　명상에 대해서는 훌륭한 스승들이 낸 좋은 책들이 많이 있다. 그러나 가장 중요한 것은 본인 스스로가 시작하는 것이다. 매일 잠깐 동안이라도 자리 잡고 조용히 앉아 있는 연습을 하면 기대 이상의 성과를 거두게 될 것이다.

　　우리 안에는 조용한 지혜의 소리가 있다. 그러나 그 소리가 들려올 정도로 조용히 할 때까지는 그게 있다는 것조차 알 수가 없다. 우리의 생각하는 마음은 나무 막대기로 흙탕물을 휘젓는 아이와 같다. 바쁘게 움직이던 마음이 흙탕물을 젓는 일을 중단하고 가만히 있으면 흙은 바닥에 가라앉게 된다. 아무리 짧은 순간이라도 우리 마음이 마침내 고요하고 맑아질 때, 정말 보석 같은 순간들로 그 효력은 몇 시간 혹은 하루 종일 느껴질 것이다. 매일 그 고요함을 조금씩 맛보는 것이 우리의 인생을 완전히 바꿔놓을 수 있다.

아무 때나 할 수 있는 휴식 동작

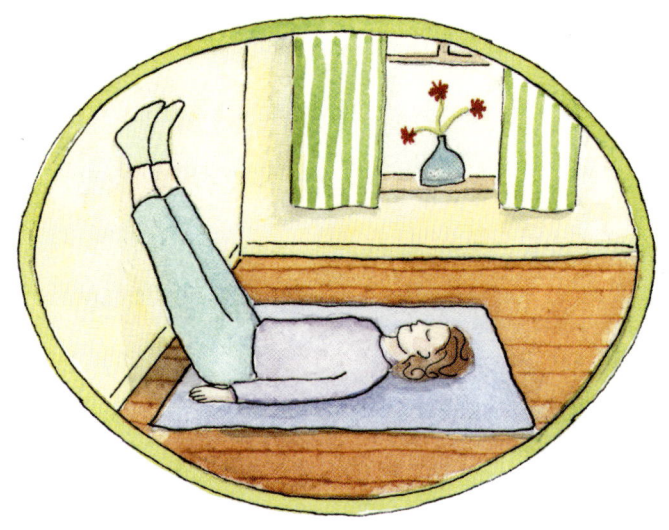

책을 끝내기 전에 아주 쉬우면서도 우리의 몸과 마음에 엄청난 회복 효과를 주는 동작을 한 가지 소개하겠다. 너무 간단하면서도 아주 효과적인 이 동작은 '벽에 발 올리기'로, 하는 법도 이름 그대로이다. 하루 일과가 끝난 다음이나 잠들기 전 5분 정도 시간을 낼 수 있으면 벽을 마주보고 가까이에 눕는다. 양 다리를 들어올려 발을 벽에 기댄다. 턱은 약간 밑으로 숙여 뒷목이 늘어나게 한다. 몇 차례 깊은 호흡을 하며 발, 다리, 어깨, 배, 얼굴에 의식적으로 긴장을 풀도록 지시한다.

이 손쉬운 동작은 심장을 쉬게 하고 발과 다리에서 나쁜 피가 흘러나오게 하며 뇌에 더 많은 영양분을 공급해 생각을 정리해주고 혈색도 좋게 해준다. 직장에서 조용히 혼자 있을 수 있는 곳을 찾던지 아니면 집에 오자마자 해보라. 이 동작은 긴장을 풀고 마음을 맑게 하고 에너지를 재충전하기 위해 하루 중 언제라도 할 수 있다.

한눈에 보는 「전신 요가 15분 프로그램」

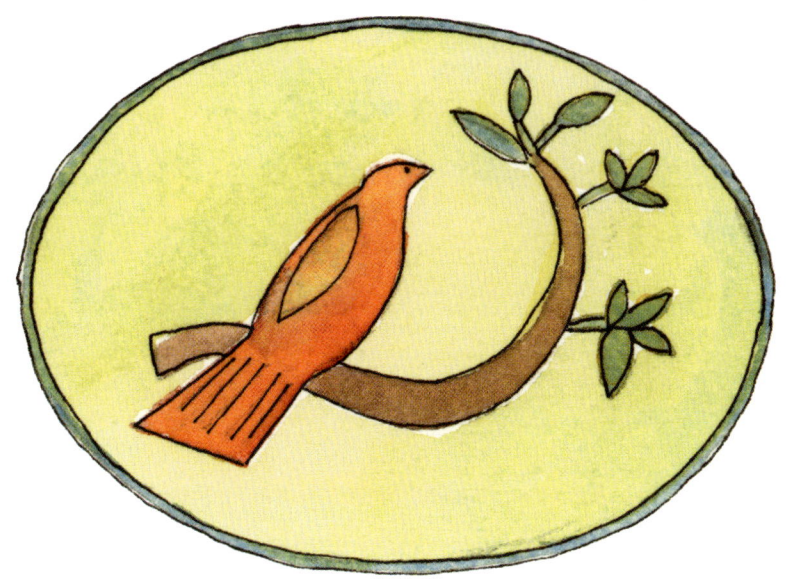

모닝 요가 동작을 다 익힌 다음에는 이 「전신 요가 15분 프로그램」을 따라 하면 된다. 그러나 가끔씩 동작의 정확성을 점검하기 위해 다시 책을 읽어보도록 하라. 시간 여유가 좀더 있는 날 아침에는 같은 동작을 더 여러 번 반복하거나 동작 시간을 더 길게 할 수 있다.

● 준비운동 1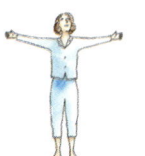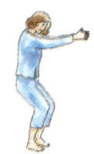

● 팔 스트레칭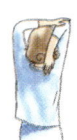

● 준비운동 2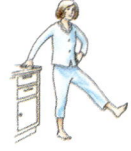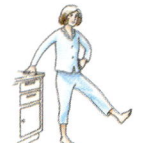

● 선인장 자세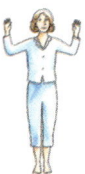

● 사다리 오르기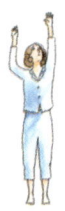

● 팔꿈치 돌리기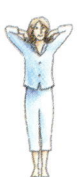

● 가슴 펴기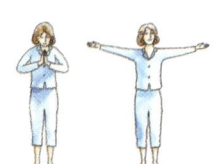

● 상체를 폈다 오므렸다 하기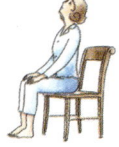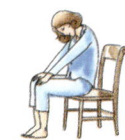

● 옆구리 스트레칭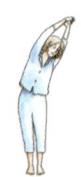

● 엉덩이 스트레칭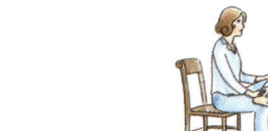

● 나무 자세 1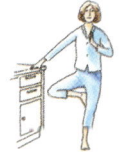

● 무릎 껴안기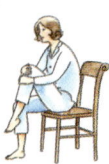

● 나무 자세 2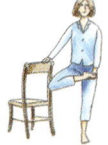

●몸통 돌리기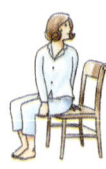

●등펴기 스트레칭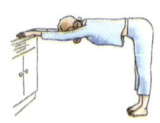

●발가락 강화운동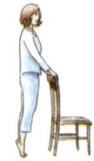

●전투 동작 3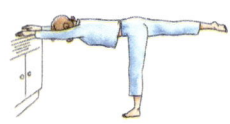

●장딴지 강화운동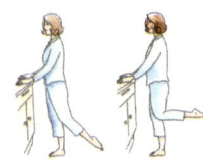

●다리 스트레칭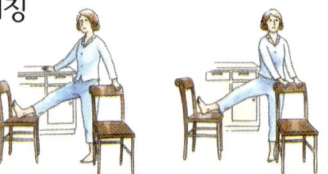

●황새 동작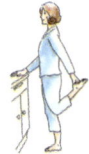

●앞으로 굽히기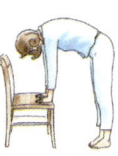

●팔굽혀펴기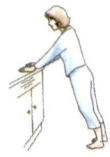

●배고픈 사자 동작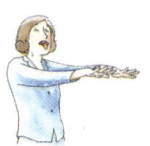

●전투 동작 1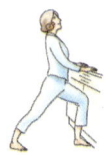

●산山 자세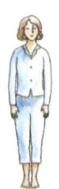

저자_ 제인 트렉슬(Jain Goad Trechsel)

피아니스트, 가수 그리고 연기자이기도 한 저자, 제인 트렉슬은 나이를 들어 처음 요가를 접하게 되었다. 육체적, 정신적인 면에서 요가의 효험을 본 그녀는 18개월 동안 미국의 유명한 요가 전문가인 로드니 이에게 지도를 받고, 1981년부터 현재까지 미국의 알라바마 버밍햄에서 요가를 가르치고 있다.

역자_ 최정숙

서울생. 이화여대 독문과 졸업. 서울 외신기자클럽 사무국장을 역임하였으며 로이터통신 온라인 선임기자로 일하였다. 프리랜서 번역가로 활동 중이다.

마음이 편해지는
모닝 요가 15분

초판 1쇄 인쇄   2004년 10월 12일
초판 1쇄 발행   2004년 10월 16일

지 은 이   제인 트렉슬
옮 긴 이   최정숙
펴 낸 이   성의현
펴 낸 곳   미래의창

등   록   제 10-1962 (2000년 5월 3일)
주   소   서울시 마포구 합정동 411-2 평화빌딩 3층
전   화   325-7556 (편집), 338-5175 (영업)
팩   스   338-5140
홈페이지   http://www.miraebook.co.kr (한글주소: 미래의창)
이 메 일   edit@miraebook.co.kr
           miraebook@miraebook.co.kr

ISBN 89-89353-74-2 14510